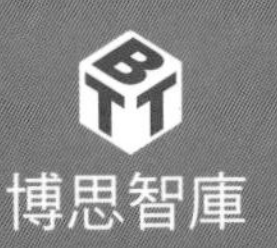

博思智庫

——紙本之外，閱讀不斷——

Quantum Entanglement

生命之謎

VS.

量子糾纏

謝天渝 博士 審閱
許心華 博士 謝昊霓 博士 著

關於生命、大腦、情緒、意識與量子醫學實證

量子即靈魂？
量子和疾病，原來息息相關？
焦慮、煩惱、生氣、恐懼，原來都是量子失序！

揭示量子醫學實證，與大自然同頻共振
找回身心靈的平衡與健康！

Contents 目錄

審閱總序
解開生命之謎，跳脫幻境，進入愛與和諧的世界 4

自序
理解量子糾纏原理，感受愛與和諧的頻率 9

輯一 量子糾纏——
生命之謎的探源

1-1 關於一切，就從量子開始 16
1-2 混沌與共振——量子和醫學的關係 25
1-3 一場平衡的生存遊戲——物質身體與能量身體 32

輯二 情緒密碼 DNA ——
人體是個能量場

2-1 情緒是 DNA 密碼子的關鍵 38
2-2 情緒、大腦，心連心 41
2-3 左腦、右腦，手牽手 51
2-4 我即我腦——自我意識超連結 59
2-5 兩個自我，誰作主？ 65

輯三 整個人體就是座發電廠——
從量子醫學談疾病

3-1 生命一切都是波動頻率 68

3-2 鄰虛塵，追溯量子的最早說法 76
3-3 視聽嗅味觸，醫學生理學的解釋 79

輯四 生命之謎——
量子糾纏的具現

4-1 揭開宇宙生命之謎 92
4-2 虛實跨「界」，人生如夢如幻？ 101
4-3 意根之迷，找到輪迴流浪的源頭 106
4-4 宇宙，到底從哪裡來？ 111

輯五 境隨心轉——
無量功德在一個「忍」字

5-1 慈心即無我，安忍不動生清淨 118
5-2 量子糾纏，扭轉生命擁抱幸福 123

附錄一
「生命之謎 VS. 量子糾纏」關鍵十問 126
附錄二
量子醫學相關參考文獻 151

審閱、作者介紹 153

解開生命之謎，跳脫幻境，進入愛與和諧的世界

一九九二年，擔任高雄醫學大學口腔衛生科學研究所所長的時候，為了服務偏遠地區的鄉民，每星期都會規劃一天的時間，到屏東牡丹鄉衛生所進行牙科門診服務，深深感受到在偏遠地區，自然醫學扮演著重要的角色。

在董森主任的推薦下，我和內人許心華博士，懷著滿腔熱誠前往臺北，拜會華人自然醫學之父——鍾傑教授，在鍾教授的啟蒙之下，我們夫妻全力支持美國自然醫學研究院。

不久，我和許博士便與鍾傑教授共同成立天華整合醫療團隊，強化量子醫學與花精情緒療法之研究，除此之外，我也繼續進修崔玖醫師主講的自然醫學假日班，甚至在高醫申請場地，協助崔玖醫師在南部開班授課，為台灣自然醫學的發展盡綿薄之力。

因緣進入量子世界，不可自拔

推廣自然醫學過程中，自然而然接觸許多能量儀器。記得二〇〇六年某一個下午，許博士帶了一台量子儀器，興致勃勃地在高醫研究室，為所有教授與研究生免費檢測，桌上放滿了量子醫學書籍、刊物、DM等資料，從此我們就進入了量子世界而不可自拔。

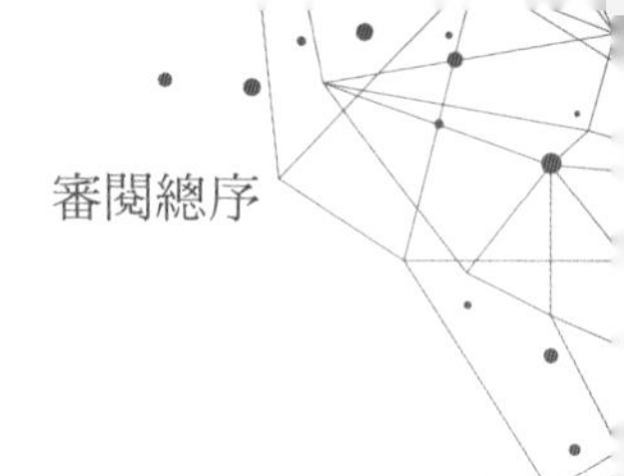

說也奇怪，世界各國的能量儀器，都難不倒許博士，學習速度特別快，好像前輩子是檢測師投胎轉世。她不斷地提供量子醫學的資料給我，還請秘書做了一份深入淺出的量子醫學簡報，後來我們就在高醫大學部開辦「口腔整體醫學」課程（教育部承認的學分），我主講量子醫學，許博士則主講量子花波情緒療法，頗受年輕學子的歡迎，奠定了量子醫學的學術教育基礎。

十多年來，許博士發現很多法師開示時，將第六識與第八識混淆了[註1]，致使眾多信眾對佛法產生疑問。她同時發現，很多物理學家主張意識創造宇宙，也同樣將創造宇宙的意識，誤以為是見聞覺知的第六識[註2]，導

1

八識：佛教術語，識的分類法之一，指的是每一個五根具足的有情眾生身上都有的：眼識、耳識、鼻識、舌識、身識（以上合稱五識）、意識、末那識及阿賴耶識。
第六識稱為意識，體性為「審而不恆」；第八識稱為阿賴耶識，體性為「無覆無記」。若能顯露「明覺」，明心見性，不起分別妄心，如此一來，阿賴耶識即是得到空性和光明的「如來藏」。
這裡指出很多人將第六識與第八識混淆，萬法都是由第八識直接、間接或輾轉而成，才會有那麼多質疑。

2

見聞覺知：眼識之用為「見」，耳識之用為「聞」，鼻舌身三識之用為「覺」，意識之用為「知」，意指「六根」對六塵所起的作用，眼、耳、鼻、舌、身、意六個識根相應於六塵，而後升起六識，因而產生分別心。

致許多理論漏洞百出。

所以，近幾年來許博士一直浮出一個念頭，在有生之年必定撰寫一本「量子力學」結合「佛學」的大眾書籍，深入探討量子醫學、宇宙學、超心理學、超弦理論、人類意識、宇宙意識、佛學……，完成自己的人生使命與地球任務。

為了支持她，二〇一九年元月開始我們一起埋頭收集有關「量子」、「意識」、「自我」、「見聞覺知」等醫學及量子論的相關資料，決定出版《生命之謎 VS. 量子糾纏：關於生命、大腦、情緒、意識與量子醫學實證》。

在這一百多個日子裡，許博士經常在深夜一點至四點醒來，說要接受宇宙信息，獨自跑到書房不停地塗鴉，隔天就整理出篇篇文章。除了這本書之外，她還寫了另外兩本書，半年出版三本書，甚至獲得新書暢銷排行榜 NO.1，如此驚人創作，實在太神奇了！

一場「平衡」的生存遊戲

提筆寫推薦序的過程中，突然想到人類的眼球，充其量也不會比乒乓球大，那麼小的眼球，都把看到的東西裝到哪裡了？

而且看到的每樣東西，幾乎都比眼球大！是裝到大腦皮質，且有真實感的幻影嗎？翻遍所有醫學或相關資料，都得不到答案，或許真的都只是幻影。因為如果我們看到、聽到、嗅到、嚐到……，都是像金、銀、

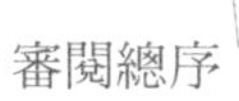

銅、鐵等純物質東西，我們的五官，甚至整個身體怎麼裝得下？

所謂的「看到」、「聽到」等見聞覺知，只不過是五蘊[註3]外界的波動、頻率、信息而已，甚至不是第一手，還需經過自己的大腦，轉換成自己能接收到的波才行，而這些適合自己接收到的信息，只不過是宇宙無量能量場、信息場，和頻率之中的極小部分，並且我們的意識、念頭、業力也都參與其中，這更像是一場「平衡」的生存遊戲。

因此，我們從無始劫[註4]來，就從未真正接觸過外界的實相，這一切真的只是夢幻泡影，白天、晚上都如同在作夢！因為一般人都太過「認真」了，以為花花綠綠的世界是真的，所接觸的見聞覺知也是真的，所以一直在幻境中流轉，鑽不出來。

那麼，要如何跳脫幻境呢？其實自己身中，蘊藏著無窮智慧，**把自己心中的貪、嗔、癡、煩惱、灰塵清除掉，多擺設慈心、忍辱，就能跟自己的智慧相應，漸漸地能找回真正的「我」**，就能衝出幻影，回到真正的家了！

3 五蘊：梵語為「Skandha」，發音為「塞犍陀」，有積聚之意，意即色蘊、受蘊、想蘊、行蘊、識蘊五者的總名。《般若波羅蜜多心經》開首「觀自在菩薩行深般若波羅蜜多時，照見五蘊皆空」，就是指「五蘊」。

4 無始劫：很多東西都沒有開始，也不知道什麼是開始。「無始」指時間長遠的意，加了「劫」字後，強調更久遠的時間意涵。

正如許博士所說，每個人都有接收宇宙信息的能力，相信《生命之謎 VS. 量子糾纏：關於生命、大腦、情緒、意識與量子醫學實證》這本書能協助更多好朋友，解開生命之謎，釐清第六識、第七識以及第八識，順利完成自己的人生使命與地球任務，進入充滿愛與和諧的世界。

高雄醫學大學口腔醫學院前院長／教授
全球卓越口腔健康研究發展中心主任
中華牙醫學會前理事長
謝天渝

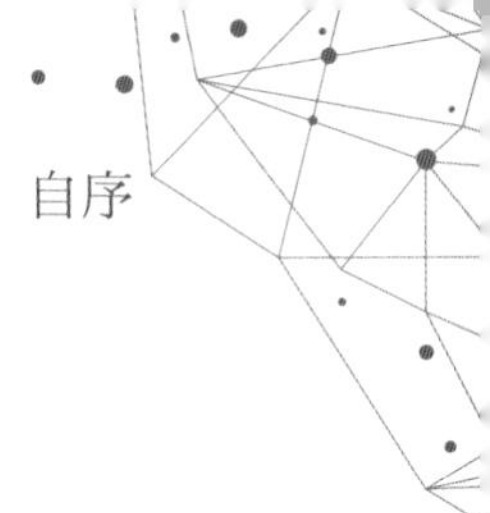

自序 理解量子糾纏原理，感受愛與和諧的頻率

回憶起三十多年前一個沒有風的黃昏，懷著絕望的心情站在佛光山的懸崖邊，淚流滿面想著自己即將失明，嗚……，準備跳崖之際，有位慈悲的師父輕輕拍一下我的背，給了我刻骨銘心的開示。

當晚，就遇見彌勒佛指點：「妳從小是盲人帶大的，只要下決心無怨無悔無私，從事身心障礙事業滿十年，即可消除眼盲的業障。」沒想到，隔天早上醒來眼睛真的就不痛了，好神奇呀！

不久，八歲的女兒一進房門就驚魂未定地說：「剛剛我在海邊游泳時，差點被海浪捲走，突然飛上天空，看到自己在海浪中大聲呼救，幸虧爸爸從遠處拼命地游向我，並把我救回來。」從那天起，女兒就開始能接受宇宙信息，突然會作曲了，而且我只要入定時，就能夠穿越時空隧道，進入高次元世界，陶醉在愛與和諧的頻率中。

科學基礎下，夢境的七種層次

我曾經在日本精神醫學泰斗——丸井文男教授的指導下，研究佛洛伊德與榮格「夢的分析」之比較，丸井教授不僅是世界名醫，也是一位傑出的教育家（日本名古屋大學校長），在我唸研究所的時候，丸井教授擔任日本全國大學校長聯誼會會長，夫人丸井澄子教授是日本心理學權威，也是我的學姐。

當我在日本名古屋大學研究精神分析理論過程中，發現各學派競爭激烈，但各有優缺點，而令我感受最真實的，還是自己長期在夢中穿越時空的種種體驗。

根據精神醫學、心理學、超心理學、宇宙學、超弦理論，以及物理學維度時空的科學基礎，可將夢境歸納分析為七種層次：

- ◆第一層次的夢：夢境和現實生活一樣，落在同一個時間和空間。因肉體的刺激或心理的壓抑所產生的夢，與佛洛伊德的精神分析雷同。如濕布裹腳，夢見自己在涉水；如書本放胸口，夢見自己被男友擁抱；如斷食時，夢見自己正在吃早餐。
- ◆第二層次的夢：夢境與現實生活，落在同一個時間點，但空間不一樣。往往因咒語、字眼、聲音、香味等等之刺激，致使自己穿越至另一個空間。
- ◆第三層次的夢：夢境與現實生活，均落在不同的時間與空間，穿越時空，回到自己的前世，但只有過去，沒有未來，也是榮格所謂的「個人潛意識」。
- ◆第四層次的夢：夢境與現實生活，均落在不同的時間與空間，穿越自己的前世、今生、未來，但三者不會同時出現。
- ◆第五層次的夢：夢境與現實生活，均落在不同的時間與空間，能穿越自己的過去、現在、未來，還有集體潛意識相關的過去，但無法穿越集體潛意識的未來。如東西方都有雷同的神學概念，無論神或佛，均聖光普照。

- 第六層次的夢：物質與意識合一，穿越集體潛意識的過去、現在、未來，即穿越整體宇宙意識。如各行各業非凡領袖、宗教創始人。
- 第七層次以上的夢：關於虛空的、無限的夢；無聲的、寧靜的夢；全然的、永恆的夢。

感受「量子糾纏」，下定決心著書

其實肉體的夢境，和穿越時空的感覺是不一樣的，在多次超越時空的體驗，深深感受到浩瀚的大自然懷抱中，善良的人深深感受到「量子糾纏」[註1]，扭轉生命因果而獲得幸福。

量子是物質最小單位，也是不可再分割的基本能量單位，同時具有波的性質。丹麥物理學家尼爾斯・波耳（Niels Bohr）提出粒子的非地域性（non-locality）定理，發現只要兩顆次原子粒子，如電子或光子在互

1 量子糾纏（quantum entanglement）：奧地利物理學家、量子力學奠基人之一的薛丁格（Erwin Schrödinger）提出「量子糾纏」或稱「量子纏結」名詞，當幾個粒子在彼此交互作用後，各個粒子無法單獨描述各個粒子的特性，已然成為整體性質，產生量子關聯現象。於是，過去、現在、未來似乎可用振動、頻率、共振、糾纏在一起，打破線性原則。因此，才說量子理論翻轉了人們對世界宇宙萬物的認知。

相作用後分開，他們會持續的以超光速影響對方，且不管相隔多遠，其中一顆的行為如磁定向，都會永遠影響另一顆。

這種互相影響，是不需要透過力或能量的交換，此說法完全顛覆古典物理理論，因此引起很大的迴響。

奧地利物理學家、量子力學奠基人之一的薛丁格（Erwin Schrödinger），認為量子糾纏是量子理論的重要基礎，而《新科學家》（*New Scientist*）雜誌甚至指出，**量子力學扭轉了因果法則**，由於時間中的糾纏現象，讓時間和空間兩者，在量子理論裡面有平等的立足點，**過去、現在、未來似乎可以用振動、頻率、共振、糾纏在一起，並非是一直線**。量子理論，翻轉了我們對世界宇宙萬物的認知。

因此，我便下定決心，寫一本深入淺出、通俗易懂的書，從科學、醫學、佛學的角度，對大腦如何能看到、聽到、嗅到、嚐到、感覺到，又如何將這些信息統整成為受、想、行、識，進而成為「意識」，然後把這個「意識」誤認為「我」，如此輪迴而不自知的道理，做一番說明，甚至如何做才能脫離累世這些無解的循環，也做簡單的論述。

除此之外，亦深入研究物理學的波粒二象性（既是波又是粒），深信有情眾生（含人類），個個都有物質身體和能量身體，也有「不生不滅的第八識」、「遍計所執的第七識」，以及「見聞覺知的第六識」。

換句話說，**量子不是靈魂，第六識＋第七識＋第八識，才是靈魂**，印證愛因斯坦說宇宙中一切物質都不存在，只有精神才是永恆的存在。

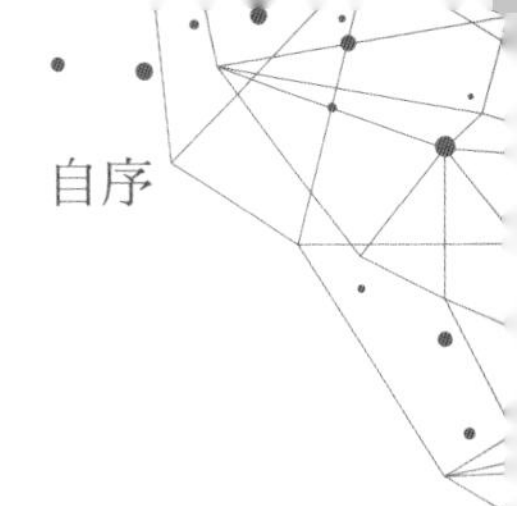

二十一世紀進化論與造物論面對前所未有的挑戰，尤其宇宙大爆炸論之前的樣貌又是如何？越來越多人相信「意識創造宇宙」，但這裡說的意識，如果是第八識就可得到合理的解釋，因為萬法都是由第八識直接、間接或輾轉而成。可惜很多人都誤以為這裡的「意識」是第六識，才會有那麼多質疑。

既然人類知道宇宙從哪裡來？更知道人類來到地球，就是為了透視輪迴流浪的根源，而積極種福田、積福德，那麼修行就是今生的主要課題，希望《生命之謎 VS. 量子糾纏：關於生命、大腦、情緒、意識與量子醫學實證》這本書能讓一般大眾對正法有些許瞭解，感受到萬法皆有互通的方式，有了這種正知正見之後，就不會被世間的花花綠綠所迷惑，真正悟出世間彷佛行雲流水無止休，人間情愛如夢如幻總是空。

量子花波療法創始人

許心華 謹識

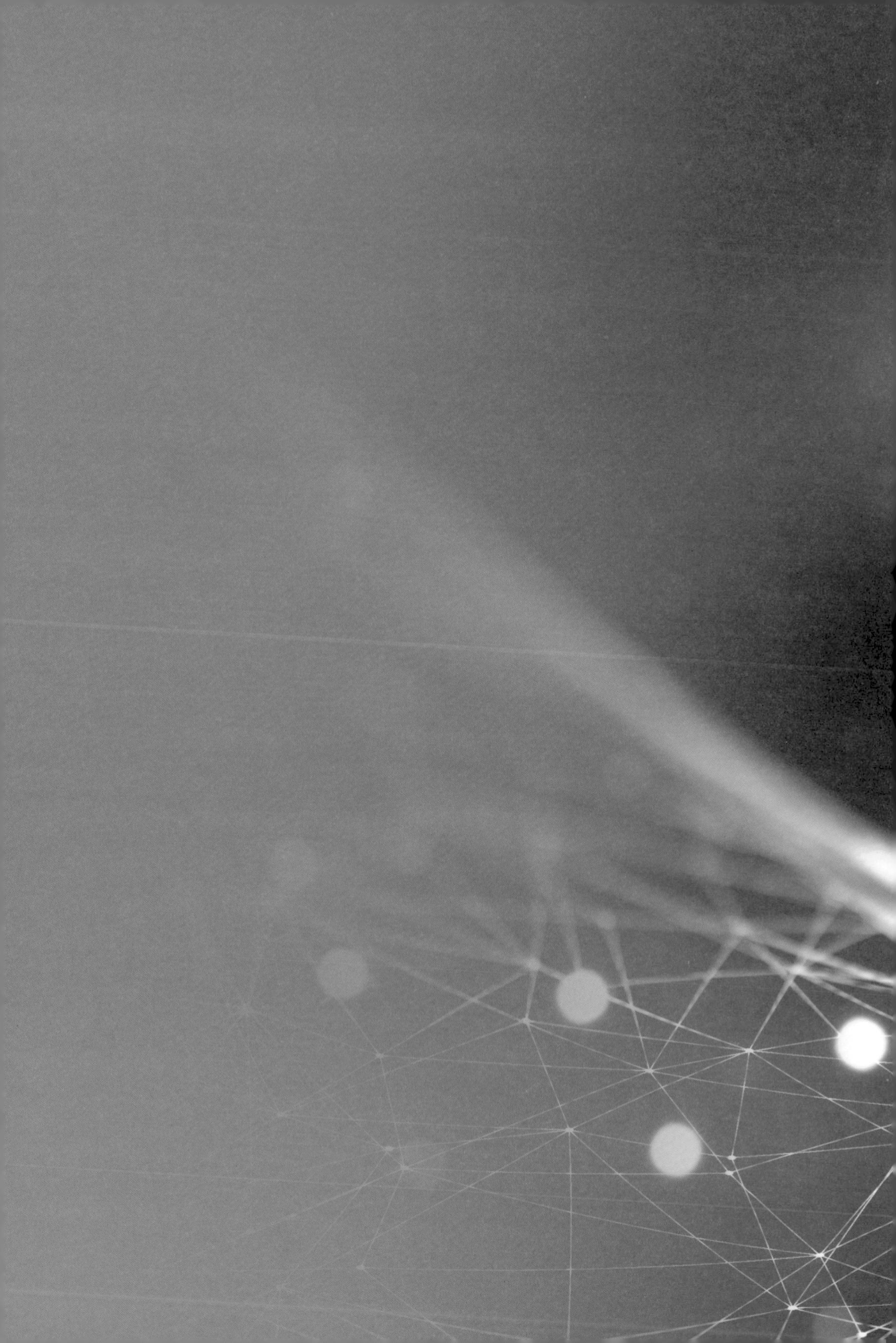

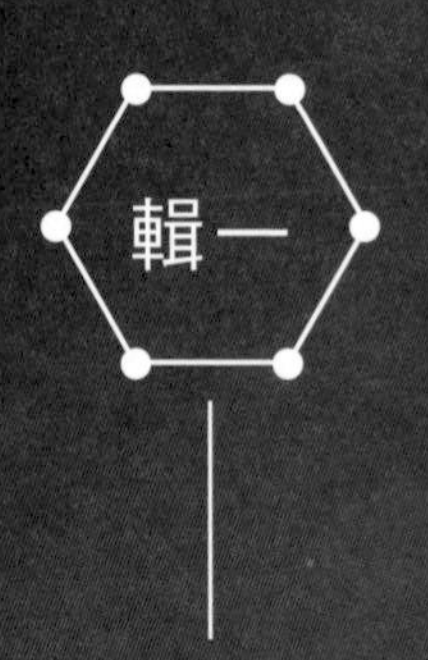

量子糾纏
生命之謎的探源

量子具有波的性質，在連續緊縮而又聚集的同時，往四面八方無限擴展空間，形成「量子場」。

正因為無法準確定位量子的位置及動量，丹麥物理學家尼爾斯．波耳（Niels Bohr）提出粒子的非地域性（non-locality）定理，不管相隔多遠，都會持續以超光速影響對方，因而扭轉了因果法則。量子糾纏，或許是解開生命之謎的鑰匙。

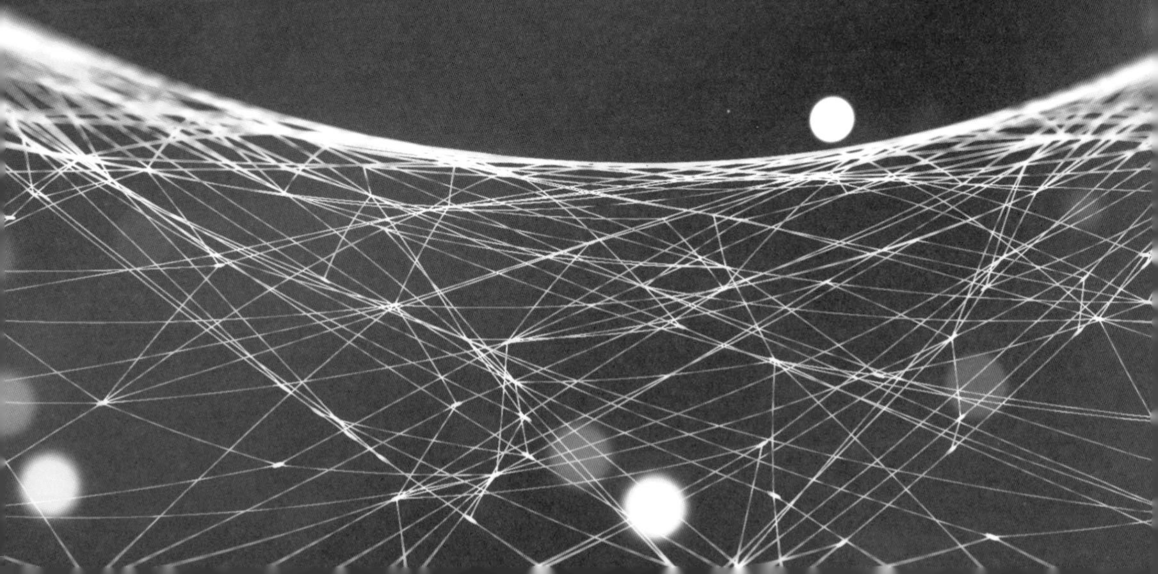

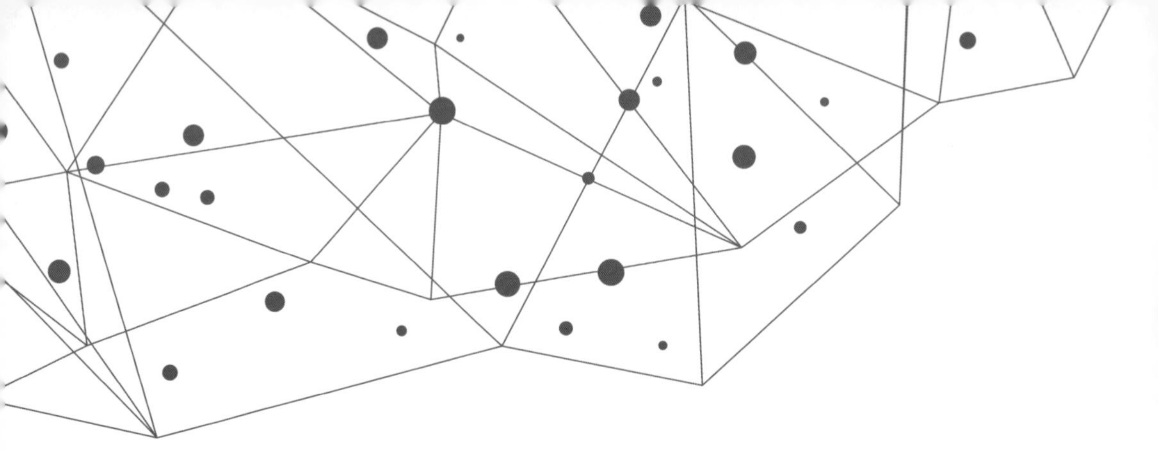

1-1 關於一切，就從量子開始

量子是什麼樣子？量子就是物質的最小單位，也是能量的最小單位。量子物理就是研究世界上最微小元素的科學；量子是不可再分割的最基本的能量單位。相對於研究微小的物質如分子、原子、中子等的物理學，而牛頓古典物理專門研究一些較大型的物質。

量子力學則是電磁波、光、輻射、波動的基礎，電磁波包括無線電波、遠紅外線、紅外線、可見光、紫外線、X 射線、γ 射線等。

從量子力學到量子場

宇宙中電磁波的頻率範圍，從零點幾赫茲（Hz）到十的二十多次方赫茲，赫茲是每秒的振動次數。而人類能看得到的光波長，大約從四百奈米（nano meter）到七百奈米（一奈米即 10^{-9}m，十億分之一米）。因此，如果只相信眼見為憑的話，從宇宙整體觀念來看，就像是個瞎子摸象，無法窺探全貌。

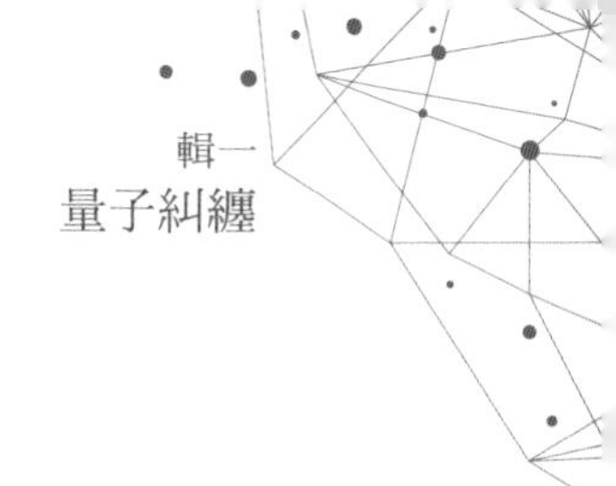

量子力學及量子光學為近代物理學中最基本能量力學，量子論的概念，則泛指所有的物質與能量可以被量子化。

想知道量子是什麼？也可以從量子物理學發展的過程來瞭解。一百多年前（西元一九九〇年），德國物理學家普朗克（Max Planck）就提出了「**量子論**」，指出光不是連續發出的波，而是不連續發出的波包，並且只能取某個最小數值的整數倍。這個最小數值就被普朗克稱為「量子」，也就是說，**光是不連續的粒子**。

一九九〇年十二月十四日這一天就是量子力學的誕辰，**普朗克則被稱為量子力學之父**。

一九二〇年，薛丁格和海森堡（Erwin Schrödinger and Werner Heisenberg）建立了量子力學，過了三年，法國學者路易．德布羅意（Louis Broglie）發現，當電子繞著原子核轉時，會產生電磁波，說明了物質不只是粒子，也具有波的性質，所以會受到外來電磁波的影響而改變其構造。

一九二五年，薛丁格導出了「薛丁格波動方程式」[註1]，只要是波動的粒子，如電子、光子、粒子都可以用數學來描述。

隔年，英國物理學家保羅．狄拉克（Paul Dirac）提出「**量子場論**」，

1 薛丁格波動方程式（薛丁格方程式）：量子力學的基礎方程式之一，能夠正確地描述波函數的量子行為，以發表者奧地利物理學家埃爾溫．薛丁格而命名，可分為「含時薛丁格方程式」、「不含時薛丁格方程式」兩種。

說明粒子是一個連續波動場中緊縮而又聚集的現象，所以若要描述一個物質，就要同時描述包含於場中的緊縮體，以及往四面八方無限擴展的空間，就是所謂的「量子場」。

測不準原理，無法真正定位的量子

普朗克對原子的研究，最後的結論是：「世界上根本沒有物質這種東西，所有物質，都是源於一股令原子運動和維持緊密一體的力量。這個力量的背後就是意識，它是一切物質的基礎。」又隔一年，一九二七年海森堡提出「**測不準原理**」（uncertainty principle）[註2]，就是說粒子並非同時具有位置和動量，即粒子之位置及動量，無法同時確知。

換句話說，很難一次就確知次原子粒子的一切，比如就算發現一顆次原子粒子的位置，但仍不知它要往哪個方向，或以什麼速度前進。

一顆量子既是「粒子」（一種凝結的東西），又同時是「波」，就像是在廣大的時空中，知道量子可能占了整個位置，但不知道在哪兒？有點像問了一個人住哪裡？他只能告訴你住在某個城市或某條路，卻無法確知是幾巷幾號。意思就是在最基本的層次，物質不是固態和穩定的，

2 測不準原理：又稱不確定性原理，維爾納．海森堡（Werner Heisenberg）成功地定性分析與表述簡單量子實驗的物理性質。在量子力學裡，粒子的位置與動量不可同時被確定，位置的不確定性和動量的不確定性，是不可避免的事。位置的不確定性越小，則動量的不確定性越大，反之亦然。

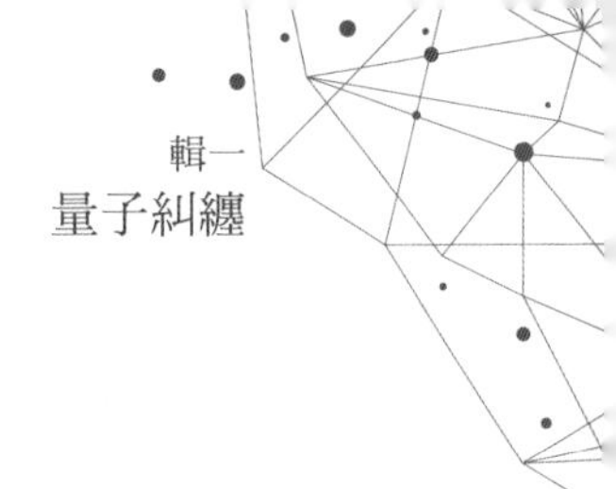

甚至不是任何東西。

一九五二年，英國物理學家戴維・玻姆（David Bohm）首次將**物質**、**能量**、**信息**做「三位元一體」的描述，把薛丁格波函數解釋成信息場，他說想要描述一個物質的存在，必須從「物質、能量、信息」三個不同的方向來解釋，類似人體的「**身**、**心**、**靈**」要從不同層次觀察，才能知道是否真正健康。

「能量」就是物質之間相互作用的效應，「信息」即是隱藏在物質與能量之間的秩序。物質間可以傳遞或接收這些量子信息，這種互相交換的方式，與波的互相干涉或共振有關。

根據海森堡的測不準原理，量子為何那麼難定位置，而且不易知道其結構？主要原因在於，這些基本粒子的能量，是以動態的形式分配。也就是說，所有基本粒子，皆由虛擬的量子仲介來傳遞能量。而這些虛擬量子粒子，似乎是憑空而生，不知從何而來，也不知消失何處，導致毫無原因的能量震動。

儘管量子和光子質量在科學中仍有疑慮，大體而言，虛擬粒子不具物理形式，所以事實上是無法觀測的，就連真實粒子也不過是些小小的能量包，浮現片刻立即消失。

量子糾纏，扭轉因果法則

丹麥物理學家尼爾斯・波耳提出粒子的非地域性（non-locality）定理，發現只要兩顆次原子粒子，如電子或光子在互相作用後分開，他們會持續以超光速影響對方，且不管相隔多遠，其中一顆的行為如磁定向，都會永遠影響另一顆。

這種互相影響，是不需要透過力或能量的交換，此說法完全顛覆古典物理理論，因此引起很大的迴響。

薛丁格認為量子糾纏，是量子理論的重要基礎，而《新科學家》（*New Scientist*）雜誌甚至指出，量子力學扭轉了因果法則，由於時間中的糾纏現象，讓時間和空間兩者，在量子理論裡面有平等的立足點，過去、現在、未來並非是一直線。

布魯克納（ČaslavBrukner）的實驗結果顯示，世人對世界運作的既有認知，也許存在著重大漏洞，實驗顯示出因與果的現象，不只會發生在空間的向度裡，還會發生在時間的向度。他是第一個用數學證明，**我們每一刻的行動，都可能影響和改變過去的行動，我們當下的每一個所思所行，都可能改變整個歷史。**

換句話說，從科學可以證明，人類做錯事，若現在懺悔，具有可以改變過去行為的功能，進而影響未來。因此，從量子糾纏現象能夠解釋，一般凡夫只要有正知正見，徹底改變自己的邪知邪見，將心靈中的垃圾灰塵除盡，是有可能變成聖人。

因為量子物理完全顛覆傳統的物理學，因此有些科學家認為，或許微小的物質遵照量子規則，而大型物質則不受其影響。

但二〇〇二年芝加哥大學羅森鮑姆（Tom Rosenbaun）教授的研究團

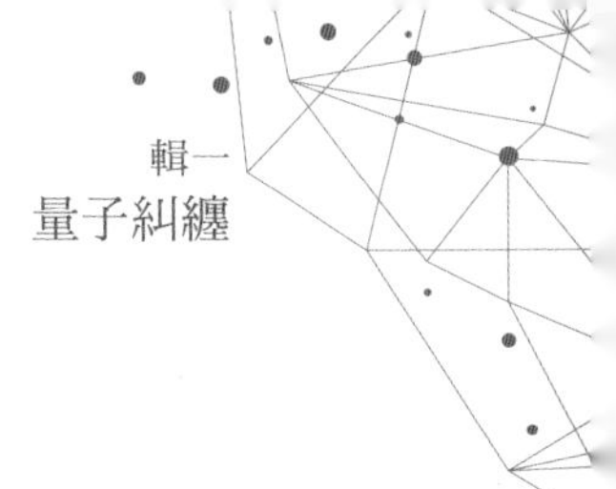

隊證明，大如結晶體的東西，一樣可以不遵守牛頓的物理規則，反而像量子般的不需要仲介力量，就可保持看不見的互相聯繫。而所有生命的基本結構是細胞，細胞的最小單位還是原子、分子，仍然會受到「糾纏」的影響，所以**量子糾纏，或許是解開生命之謎的鑰匙**。

由普朗克、薛丁格、海森堡等專家，所發展出來的量子理論，主張物質在最基本的層次，是無法被分割成獨立自存的單位，甚至無法充分描述，物質只有在彼此聯繫成動態的網狀關係，才能顯出意義。

細胞溝通，透過電磁訊號傳遞信息

一九八四年，美國吉爾曼（Gilman）和羅德貝爾（Rodbell）兩位科學家提出「細胞溝通理論」，認為細胞的信息世界，是藉由微細胞的電磁訊號信息傳遞。

二〇一二年，法國學者塞爾日．阿羅什（Dr. Serge Haroche）和美國學者戴維．瓦恩蘭（Dr. David J. Wineland），找出直接測量和操控個別量子系統，並不破壞其量子力學特性的突破性實驗方式，因而獲得諾貝爾物理學獎，為創造強大的量子電腦鋪路。

從西元一九〇〇年至二〇〇〇年初，由量子的發展歷史發現，量子就是宇宙間的最微小元素。人們認為只要瞭解最小單位，就可以知道物質結構，甚至探索生命的秘密，但沒預期到，量子非物質又非能量，卻又是物質、又是能量，能量與物質是可以互變的。因此，才有愛因斯坦物質與能量互換公程式：$Energy=mc^2$。

戴維·玻姆則認為，基本粒子的結構並非如想像般簡單，可能具有複雜的結構，方能接收信息。信息為隱藏在物質與能量之間的秩序，物質間可以傳送，或接收這些信息，這種互換的方式，與波的互相干涉或共振有關，粒子的活動由信息的波形，而非由信息波的強弱所操控。

由量子的測不準原理指出，人生無常並充滿各種可能性和可變性。而量子糾纏則扭轉因果法則，時間、空間、過去、現在、未來似乎可以用振動、頻率、共振糾纏在一起，而這種量子現象，並無物質、能量、大小，或有無生命的分別。量子理論，翻轉了我們對世界宇宙萬物的認知。

此外，量子力學也說明了「時間不連續」及「空間不連續」，「空間不連續」代表空間不是平滑無縫，而是由一顆顆的粒子緊密組成的，如同電腦螢幕的像素，所以我們看到的世界只是一種投影而已，並非是連續無縫的實體。

「時間不連續」表示，空間是間隔及不斷地被產生，就像播放電影相片一樣。所以我們看到的世界，只是一張張瞬間產生又消失的連續播放影像，量子力學的「時空不連續」說明這個物質世界只是一種模擬影像，一切都是虛幻。

物質、能量、意識，超光速連接

那麼，物質、能量、意識又是什麼關係呢？根據「弦理論」[註3]及「黑洞理論」[註4]，物理學家認為「意識存在於能量世界，影像生活在物質世界。」這兩個世界透過蟲洞[註5]，以超光速一萬倍的量子糾纏同步連接。

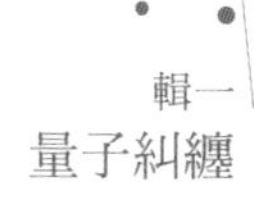

因為意識存在於黑洞裡二維信息碼的能量世界，而物質世界是能量世界的投影，所以，宇宙的真相是「意識創造宇宙」。普朗克曾說過：「根本沒有物質這個東西，所有物質皆來源於令原子運動，和維持緊密一體的力量，這個力量的背後就是意識，它是一切物質的基礎。」愛因斯坦且認為物質、時間、空間都是人類的幻覺而已。

一九一九年，愛丁頓爵士在介紹愛因斯坦的廣義「相對論」時說：「我們總認為物質是東西，但現在它不是東西了，它更像是一種念頭。」這三位頂尖的物理學大師不約而同地認為意識、意念創造了一切的物質。

先鋒物理學家詹姆士．金斯（James Jeans）說：「宇宙的存在，目前看起來更像是巨大的思想，而非巨大的機械。對物質領域來說，心靈

3 弦理論：又稱弦論，是理論物理學一個尚未被證實的理論，結合量子力學和廣義相對論為萬有理論。弦理論用一段段「能量弦線」作最基本單位，說明宇宙裡所有微觀粒子如電子、夸克、微中子都由這一維的「能量線」所組成，主張「弦」以不同的振動模式，對應到自然界的各種基本粒子。

4 黑洞理論：黑洞（black hole）根據廣義相對論推論，指的是宇宙中星體爆炸塌縮時，四周會產生強大的引力，並在宇宙空間中產生黑洞，把附近的一切都吞噬，包括光線和物質。由於引力相當強大，物質會以比光速更快的速度被吸入黑洞，同時永遠無法從黑洞邊緣（或稱「視界」）逃出。
由英國著名物理學家史蒂芬．霍金（Stephen Hawking）所提出，後續卻又推翻「黑洞理論」，宣稱黑洞其實不存在，真實存在的是「灰洞」（Grey hole）。

才是物質領域的創造者及領導者。」約翰霍普金斯大學物理與天文學教授理查德・康恩・亨利（Richard Conn Henry）則說：「宇宙不是物質的，而是心智與心靈的。」在這些大師們的眼中，一切都是意識、意念、心智、信息。

如果從量子觀點來看物質、形相，其實還是能量、頻率，但意識是什麼呢？就是一般人所認為的見、聞、覺、知、受、想、行、識嗎？為什麼意識會創造宇宙呢？意識還包含什麼呢？即是下面繼續追探的重點。

5 蟲洞：又稱愛因斯坦—羅森橋（Einstein-Rosen bridge），是宇宙中可能存在的連接兩個不同時空的狹窄隧道。一九一六年，奧地利物理學家路德維希・弗萊姆（Ludwig Flamm）首次提出，一九三〇年代由愛因斯坦及納森・羅森在研究引力場方程時，假設黑洞與白洞透過蟲洞連接，認為透過蟲洞可以進行瞬時間的空間轉移，或是時間旅行。迄今為止，科學家們還沒有觀察到蟲洞存在的證據，一般認為這是因為蟲洞很難和黑洞區別開來。
為了與其他種類的蟲洞進行區分，例如量子態的量子蟲洞及弦論的蟲洞，一般說法的「蟲洞」應被稱作「時空洞」，量子態的量子蟲洞則是「微型蟲洞」。

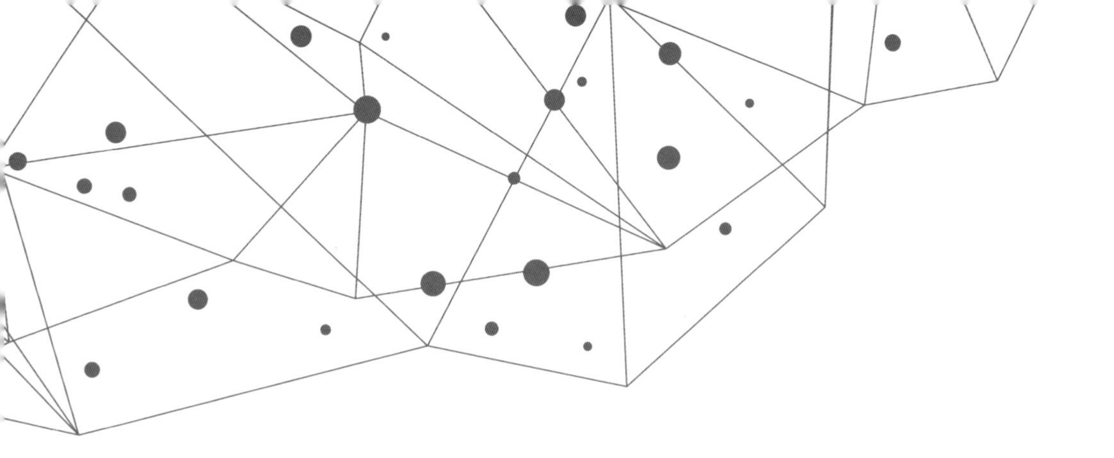

1-2 混沌與共振——量子和醫學的關係

從自然界的形態原理，可以瞭解到基本物質波的來源，與數學的無理數理論有關，基本形態的產生，可用物理學量子力學推論，而基本形態自我複製，則是混沌學[註6]中所指稱的蝴蝶效應[註7]，至於不同形態的組合，如形態對稱理論，則和拓樸學[註8]相關。

混沌，一般指的是混亂、沒有秩序的狀態；在哲學中，混沌則指虛空或沒有結構的均勻狀態。在非線性科學中的混沌現象，則指一種確定，

6

混沌學：十九世紀龐加萊等人對天體力學的研究，提出了同宿軌道、異宿軌道的概念，因此被稱為渾沌學之父。

混沌理論（Chaos theory）關於非線性系統在一定參數條件下展現分岔（bifurcation）、週期運動與非週期運動的相互糾纏，以致於通向某種非週期有序運動的理論。從二十世紀八〇年代中期到二十世紀末，混沌理論迅速吸引了數學、物理、工程、生態學、經濟學、氣象學、情報學等諸多領域學者的關注，引發了全球混沌熱。

但不可預測的運動狀態。

意念產生能量波動，形成物質效應

混沌現象在自然界中很普遍，如天氣變化就是典型的混沌現象。混沌現象常和蝴蝶效應連在一起，蝴蝶效應指的是在一個動力系統中，初期微小的變化，能帶動整個系統長期巨大的連鎖反應，這就是一種混沌現象，諸如天氣、股票市場、選舉等，在一定時段，不容易預測，且為較複雜的系統。

7 蝴蝶效應：表面上毫無關係、極其微小的事情，卻可能因連鎖效應帶來巨變。一九六一年，美國氣象學家愛德華・羅倫茲（Edward Norton Lorenz）使用電腦程式計算設計模擬大氣中空氣流動的數學模型，在進行第二次計算時，為節省細節，透過前一次模擬結果的數據，結果卻和第一次完全不同。
後來發表論文「決定性的非週期流」（Deterministic Nonperiodic Flow），也在另一篇文章寫下：「一個氣象學家提及，如果這個理論被證明正確，一隻海鷗扇動翅膀足以永遠改變天氣變化。」以及「可預測性：一隻蝴蝶在巴西扇動翅膀會在德克薩斯引起龍捲風嗎？」的演講。

8 拓撲學：由利斯廷（Johann Benedict Listing）於十九世紀提出，由幾何學與集合論發展出來的學科，研究空間、維度與變換等概念。詞彙來源可追溯至十七世紀，哥特佛萊德・萊布尼茲（Gottfried Wilhelm Leibniz）提出「位置的幾何學」（geometria situs）和「位相分析」（analysis situs）說法。萊昂哈德・歐拉（Leonhard Euler）的「柯尼斯堡七橋問題」與「歐拉示性數」被認為是該領域最初的定理。

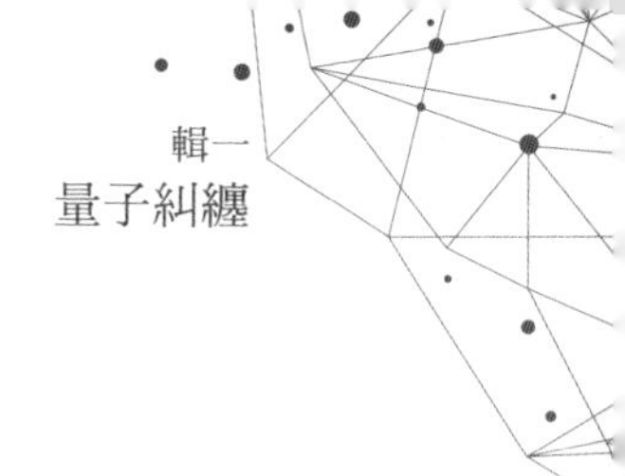

其他如基本形態的自我複製，也是一種蝴蝶效應，所以微小的改變，也會造成極大的影響，如**人體自癒過程，是無聲無息且非線性地進行**。

至於量子和醫學又有什麼關係呢？戴維・玻姆（David Bohm）曾說過，想要描述一個物質的存在，必須從「物質、能量、信息」三個不同的方向來解釋。

「中華自然醫學公報」基礎理論要點中提到：「生命現象是物質、能量、信息在一定時空中，有序、多層次的動態和合展現。信息以物質、能量做載體，調控整合物質、能量，三者並存，互動轉化而不可分割，但三者相互不可替代。生命的本質特徵，是自我生成、自我複製、自我更新、自我調節、自我療癒、自我適應的有機統一活體。」

在人體黑箱裡也是一樣，常規醫療，如藥物、食物經過生理系統和生理功能，變成分子轉移；能量醫療如針灸、氣功，經過經絡系統和臟器協調，變成電磁傳導；信息醫療如靈修、禱告、冥想、花波等，則經過信息系統和宇宙相應，成為量子共振。而生理系統、經絡系統和信息系統，也是互通的。

現代醫學大致可分為**用藥**（含草藥）和**開刀**為主的醫療方式，而能量和信息治療，較偏向自然醫療的方式。信息的英文是「Information」，如果像中文般拆字，則「information」是信息，「inform」是使成型，「form」是形態，意思即先有信息（Information），想成型、使成型（inform），才真的會有形態（form）出現。

換句話說，「**意**」**先**「**形**」**後**，要先產生意念為「因」，再加上些助緣，才會出現「形」的顯相。從量子理論來看，意念、念力也會產生能量波動，助緣則是另種波動，如此造成量子波干涉作用，而形成物質效應。

萬物信息，皆來自於量子波動

從量子物理可認知到基本粒子能接收信息，物質間可以用波的互相干涉，或共振來交換信息。粒子的活動，由信息的波形，而非信息波的強弱所操控。

這可以解釋生物的信息，是來自於量子波動，甚至**萬物的信息，皆來自於量子波動**。至於萬物的形態，是如何成型的呢？其實來自不同基本波組合產生的形態場[註9]！

基礎波形就是物質形態的來源，如不同分子組合成不同形狀的結晶，而特殊秩序的背後，則由波所操控。如果分析萬物形態的組成，可發現都是由基本波的疊加組合，形成高度相似性。如樹葉的脈紋，和從高空

9 形態場：英國生物學家魯珀特．謝德瑞克（Rupert Sheldrake）的形態場理論（Morphogenetic field or M-field），「形態共振」（Morphogenetic resonance）的觀念，以及其應用例證。
謝氏提出整個宇宙是由「形態發生場」（morphogenetic field）所組成，生物結構並不受限於內在的基因排列，而是從外在「形態場域」（morphic field）經由形態場域振動（morphic resonance），共振相同的記憶所形成。

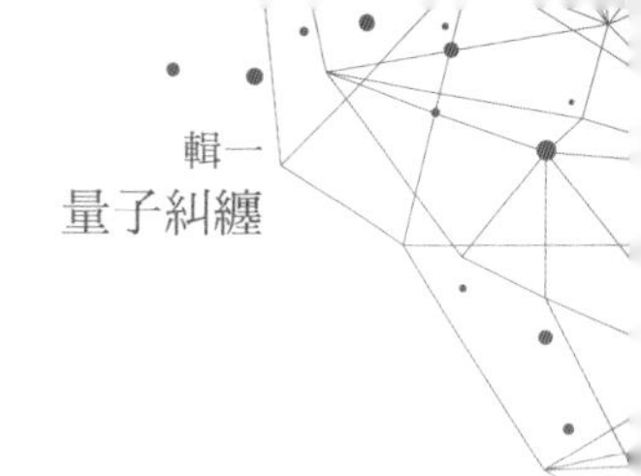

攝影的地形十分相似，又如閃電和枯樹枝，和人體的全身血管脈絡也非常類似。

至於自然形態的高度相似性，來自哪裡呢？來自於基本形態波的自我複製，如許多樹葉，樹枝的形態皆隱藏著自我形態相似性，一些複雜地形或岩石也有許多自我相似性。

於是，可以得出一個自然界的奧秘，即是「自我複製」，也稱為**碎形理論**：「整體是由不斷重複的個體所組成」，而個體就是來自於單純的自我複製，宇宙的複雜形態，其實來自於基本形態的自我複製。

那麼，基本形態又來自哪裡呢？來自於波函數的自我複製，如神秘的無理數——黃金比例（Φ=1.618），將黃金比例分割成三角形的三個頂點連接，就形成了宇宙的基礎螺旋形態（spiral）。更多自我複製的無理數，可形成更複雜的基本形態，而不同的無理數，形成不同的螺旋形態。

因此，**宇宙事物間的高度相似性並非偶然，而是來自於萬物歸於一的必然。**

宇宙萬物間，為何存在那麼多巧合呢？宇宙形態的對稱性，又來自哪裡呢？這一切的答案都是信息的平衡。

此外，宇宙萬物間為什麼會互相影響呢？這就牽涉到另一個宇宙秘密——「連結」。比方說，儘管空間上點與點的距離非常遙遠，但實際上點與點之間存在著波的連結，在時間上是零距離。而波與波之間的交互作用，會導致波形產生變化，產生了自然界中的不同形態的組合，也因此產生多變化的物質。所以物質之間的關係，不僅是表面上的點與點之間的關係，而是點以下，波與波之間的關係。

這種「連結」也存在於生物體，如多生命體之細胞與細胞間，一直在進行溝通，信息傳遞是藉由細胞間及細胞內的微管組織進行。

溝通的訊號，以極低頻方式進行，訊號範圍接近 θ 波，就是人在深層禪定或昏沉、嗜睡時出現的腦波。偵測這些信息波就可以瞭解器官間的溝通狀態，也可以瞭解器官的健康狀態。而神經網絡，則是另一種無限回歸的自我複製與連結。

人生無常性，卻又充滿各種可能

承上而得，宇宙的秘密，或宇宙的規則，其實就是「複製」、「連結」與「平衡」。

從人類目前的認知，宇宙間的最微小「東西」就是量子。而量子卻不知道是什麼「東西」，是物質？又或是能量？也許是物質與能量的組合，可以用波形和共振傳遞交換信息。

量子沒有固定的形狀和位置，會忽然出現又忽然消失，因此有量子糾纏，和測不準原理。那麼為什麼「連結」和「平衡」，可以解釋宇宙的秘密，或宇宙的規則？

由於量子糾纏，宇宙間萬事萬物（含有生命、無生命），從盤古開天到現在、未來，不受時間、空間的影響，卻受到彼此間或多或少的牽連，

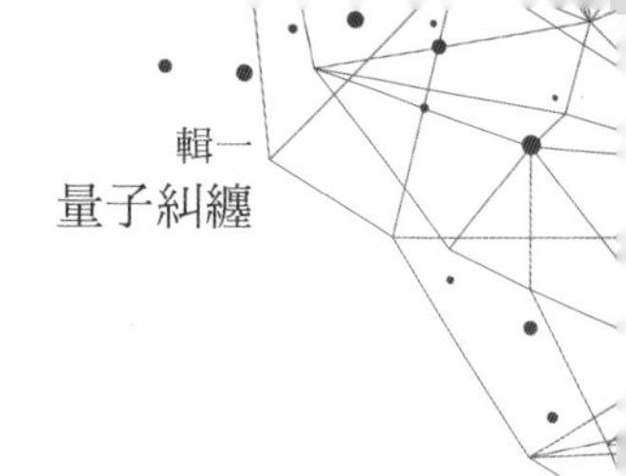

而被「連結」在一起。

量子理論，主張物質在最基本的層次，是無法被分割，成為獨自存在的單位，物質只有在彼此聯繫成動態的網狀關係時，才能顯出意義。

此外，量子的測不準原理，主張宇宙間充滿各種可測的，或不可測的可能性，在混亂中有秩序，小的可變大的，大的也可能變成小的。**測不準原理，無異道出人生之無常性，卻又充滿各種可能。**

人與自然宇宙萬事萬物互相影響，任何生命均無法獨立存在，大自然是一個極複雜的開放性系統，無法完全預測。人也是大自然的一部分，而影響其身心靈系統的運作，亦極為複雜，所以整個宇宙的生命體和無生命體，由於量子糾纏而互相影響。

另一方面，又由於有各種的可變性和可塑性，而達成某種程度的平衡。若無法平衡則趨向毀滅、消失。大如星系的爆炸或星系的誕生、消失，小如火山爆發、海嘯、戰爭；甚至生病也是身體的不平衡引起。因此，宇宙的法則就是「平衡」。

糾纏、連接、無常、變化，無非都是為了能達到平衡。如果平衡，則宇宙各星系順暢運行，如果不平衡，則可能引起某個宇宙或某個星系的成、住、壞、空。

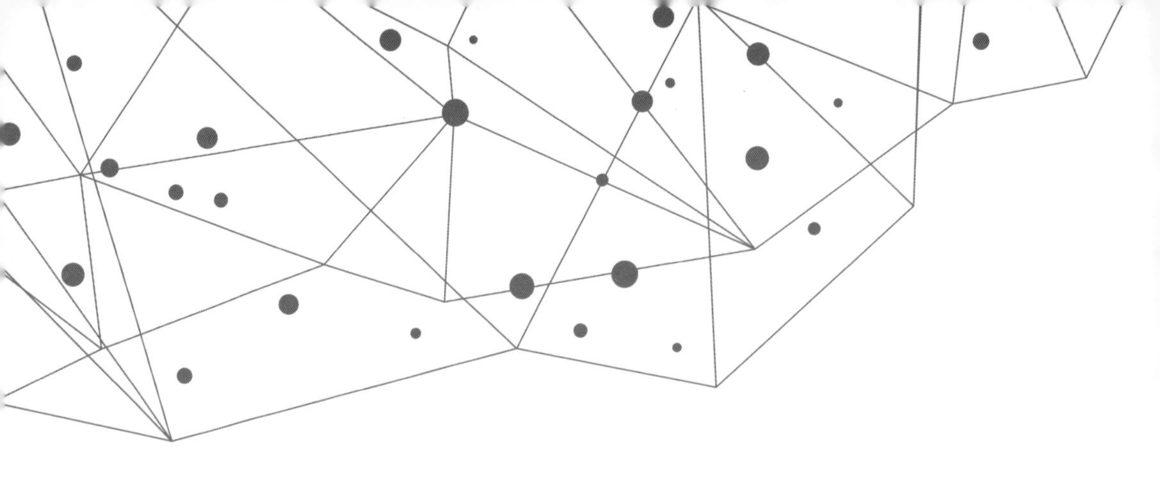

1-3 一場平衡的生存遊戲——物質身體與能量身體

從量子理論來看人體結構，可分為物質身體和能量身體。

物質身體就是可看到可摸到的身體，如皮膚、肌肉、骨骼、血管、神經器官、內臟，甚至細胞、DNA、RNA、蛋白質等。這些物質身體的微小單位就是分子、原子，更小的單位或許就是量子。

物質身體有界線，能量身體無邊界

物質身體有點像是一台生物計算機，那麼誰在操控自己的生命密碼呢？

其實我們似乎處在無量的能量場、信息場和頻率之中，而我們的意識、念頭、業力都參與其中，這像是一場「平衡」的生存遊戲。

至於能量身體，人類的眼睛是看不到的，必須用特殊儀器才能測得到。其實有情生物的身體，大至骨骼、肌肉、器官，小至細胞都會發電，都有自己獨特的電磁場。身體之所以會動、思考，都要靠這些能量做動力，就像是汽車，要靠汽油的能量驅使是一樣的。因此，能量身體比物質身體複雜得多，而且是高度動態。

物質身體有一定的界線，但能量身體沒有清楚的邊界，是模糊的、虛無縹緲的，有種似真又似幻的感覺。如果用現代物理儀器，可以看到能量身體的亮度、顏色、大小和形狀，不停地閃動變化。

當心情起伏時，這種變化更如狂風暴雨、閃電似的浮動。如果把能量身體的時間和空間放大，看得更詳細的話，會看到許多不同速度的通訊系統在細胞內、細胞之間，或在人的個體之間運行。其中最快的，可用光速或超光速運行，而速度慢的，也會以圖形變化的波群速度[註10]進行。

科學無法解釋的隱秘能量

能量身體是一種耗散結構[註11]，必須有能量存在才看得到。

如同電燈會亮，是因為有電流通過，而瀑布是因為有高度和水流，如果沒有電流和水流，就不會有燈光和瀑布。

10 波群速度：波或波動群速度（group velocity），或簡稱群速，指波振幅外形上的變化（稱為波的「調變」或「波包」），在空間中所傳遞的速度，擾動或物理信息在空間上傳播的一種物理現象。除了電磁波、引力波（重力波）能夠在真空中傳播外，大部分波（如機械波）只能在介質中傳播。波速與介質的彈性與慣性有關，但與波源的性質無關。

同樣地，如果身體沒有了電磁場和能量，就只是一團肉，如同汽車沒有汽油，便只是一堆金屬。

能量身體是一種高度動態的結構，對於這樣的結構，測量精度越高，就會發現越不穩定。耗散結構要依靠不斷的能量供應才能存在，而體內的這種能量分佈，是由電磁波形成的耗散結構。

瞭解這種結構，讓我們對針灸中的全息現象[註12]、循經感傳（刺激穴位時，感覺傳導的經絡現象）的慢速度、經穴的低電阻現象，以及經絡是光通道、微波通道、聲通道、同位素通道[註13]等，都有一個較清楚的認識。

如同身體有物質身體和能量身體，我們所居住的地球，以及所有東西，甚至整個宇宙，都可略分為物質世界和能量世界，物質世界是能摸得到能看得到的世界，而能量世界是看不到摸不到的，但卻是無處不有。

能量世界，就是各種已知或未知的電磁波、磁場、引力、隱秘物質、

11 耗散結構：二十世紀七〇年代，比利時物理學家普利高津（Ilya Prigogine）提出了耗散結構學說，也是一種系統理論。此概念相對於平衡結構而來。長期以來，人們只研究平衡系統的有序穩定結構，認為若是系統原先就處於一種混亂無序的非平衡狀態時，是不能在非平衡狀態下，呈現出一種穩定有序的結構。

12 全息現象：物理學家戴維．玻姆（David Bohm，1917 ～ 1992）是現代全息理論之父，研究事物間具備全息關係的特性和規律的學說，核心思想為宇宙是一個不可分割的、各部分之間緊密聯繫的整體，任何一部分包含整體的信息。

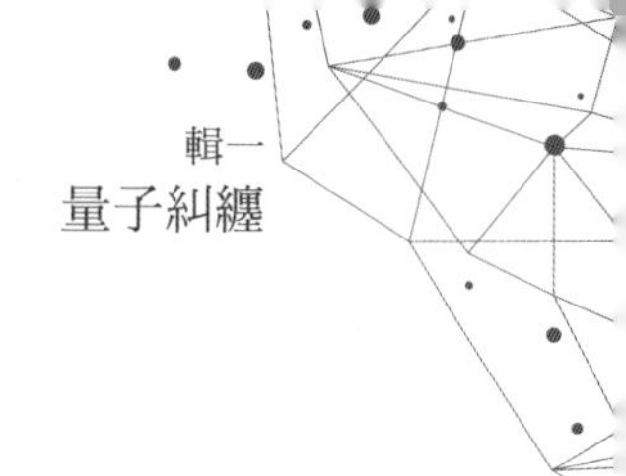

隱秘能量，包含所有人類目前仍無法測量認知的能量。無論是物質身體、能量身體、物質世界、能量世界，最基本單位就是量子，應該遵循量子理論而運作。這就是人類目前所能了知的範圍，但是否就是宇宙的真相或實相呢？

根據美國太空總署發佈，宇宙中尚有百分之三十的隱秘物質與百分之六十五的隱秘能量，是科學無法解釋的部分，人類所了知的宇宙不到百分之五。

13 同位素通道：二〇一七年，英國《自然》雜誌在線發表一項物理學研究提出，科學家通過輻射探測器首次發現了決定性證據：閃電能夠引發大氣核反應，並且產生放射性同位素。該發現意味著閃電終於成為人們已知可產生同位素的自然通道，也為氣象中物理學極端事件打開了一扇窗。

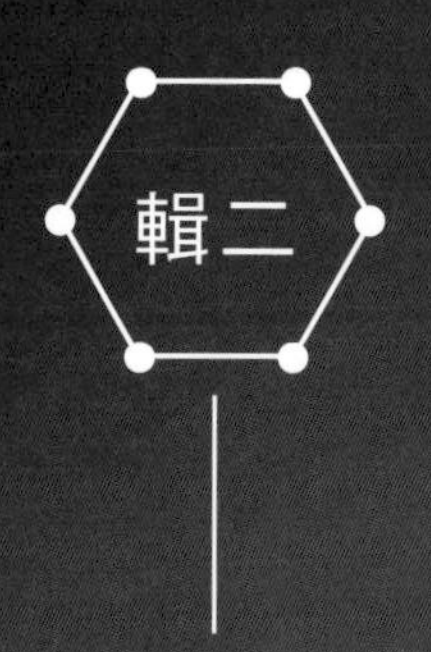

情緒密碼 DNA
人體是個能量場

每一種情感，都有自己的頻率，每一種頻率，都會對我們的身心產生影響。

喜、怒、哀、樂等情緒體驗，也是某種無形信號的物理顯化，進而產生振動頻率。

情緒是 DNA 密碼子的關鍵，當生活在正面情緒中，等同和高頻率共振，這種振動能量，參與到量子場的顯化，使我們生活在正面情緒中，並啟動更多的 DNA 密碼。

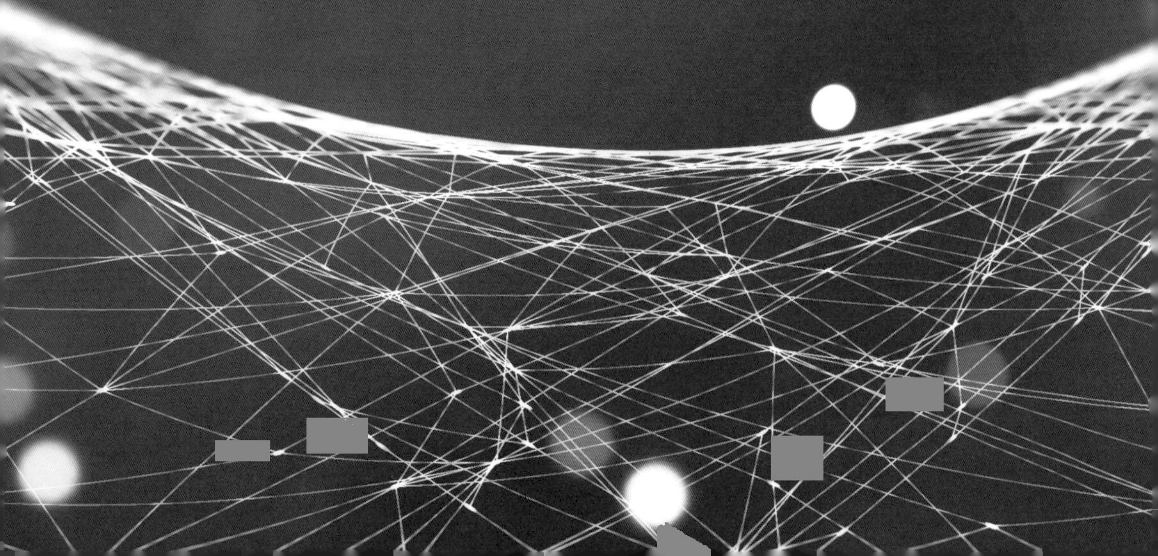

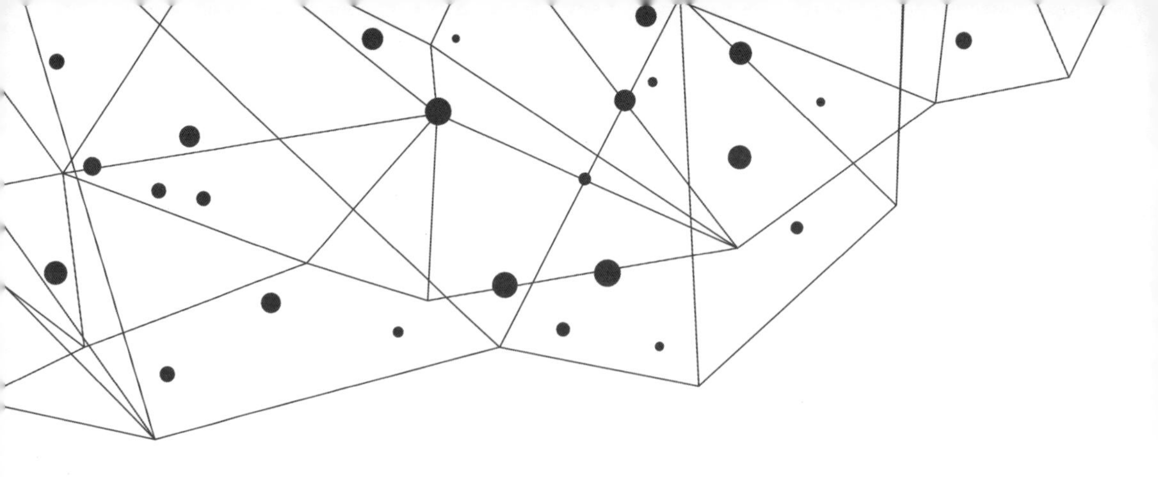

2-1 情緒是 DNA 密碼子的關鍵

愛因斯坦曾說過：「真實只是一種幻覺，儘管是一種揮之不去的幻覺。」

他認為，物質、時間、空間、宇宙，其實都是人類的幻覺而已。時間中的糾纏現象，讓時間和空間在量子理論裡有了平等的立足點。現在的行為思想，會改變過去影響未來。同理可知，以前的行為和念頭，也影響目前的處境，或許這就是宿命或命運。

情緒的振動頻率

由於量子糾纏和測不準原理，物質身體、物質世界、能量身體、能量世界，都會互相連結、互相影響。我們的喜、怒、哀、樂等情緒體驗，也是某種無形信號的物理顯化，會對這些信號產生振動頻率。

人類有兩種基本情緒，即恐懼（負面情緒）和慈悲（正面情緒），其他情緒都是其衍生物。**恐懼是緩慢的低頻率振動，而慈悲是快速的高頻率振動。**

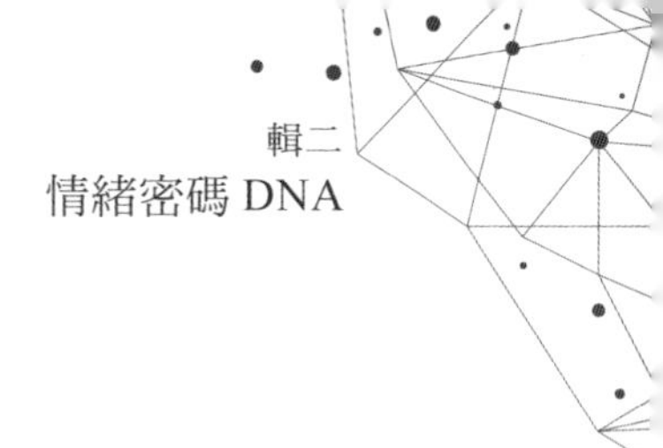

人類的 DNA 由碳、氧、氫、氮四種元素組合而成，應該有六十四個氨基酸密碼子，然而卻只有二十個密碼子被開啟，成為能發揮功能的活性密碼子。

開啟或關閉這些密碼子的關鍵，就是我們的情緒。這是第一次科學實驗證明情緒的模式，與人類基因物質之間，存在著物理連結。

負面情緒（恐懼、恨、煩惱、消極等）產生的波長是長而慢的波，它與 DNA 產生的交點相對很少，生活在正面情緒（慈悲、樂觀、愛、積極等）中的頻率，較快且是短波，與 DNA 有較多的交點。

DNA 主要功能是接收和轉譯光子，使得細胞正常運作，而讓 DNA 周圍的水分子充滿能量，加強了螺旋結構。

當生活在正面情緒中，等同和高頻率共振，這種振動能量，參與到量子場的顯化，而產生了構成身體的物質材料。因此，**生活在正面情緒中，能提高意識，並啟動更多的 DNA 密碼**。相反的，生活在恐懼、仇恨、煩惱等負面情緒，則造成六十四個 DNA 密碼中，只有二十個或更少的密碼子被啟動。

情緒會直接影響 DNA 的結構，也決定了每天接觸的物質世界。唯有瞭解頻率與意識創造關係的知識，才知道為什麼有些人，刻意製造動亂和恐懼，努力把人保持在低頻振動頻率。正因如此，可以控制和奴役他們。

這也是從古代到現代，從東方到西方，幾乎所有的古賢聖人，教育、哲學、宗教，都一直強調要有慈悲心、愛心、要做善事，行善行、正面思考，生活在正面情緒中。

古人不知道用什麼方式，體會到正面情緒、正向思考，較接近宇宙真相、實相。經過近代科學的演進，現在或許可以用量子理論，來解釋這些能量和物質的糾纏現象。

見聞覺知，人類力量的泉源

由於人體是一個能量場，每個人的情感、情緒，都有自己的頻率。

量子物理學認為，不同的細胞、器官、組織產生不同的頻率，所以人類會通過身體的振動頻率產生能量，進而製造出磁場。

隨著研究的深入，人們驚奇的發現思想、信念、情緒、態度也會發出頻率，而且這些頻率還能改變身體細胞的頻率。換句話說，我們的細胞、組織、器官的頻率，與心靈情感的狀態直接相關。

這意味著，見聞覺知、意識、思想、情感、喜怒哀樂，才是人類力量的泉源，也是人們一切行為的原動力。再次證明了物質身體和能量身體，或物質和能量，可以互為影響、互相糾纏。**每一種情感，都有自己的頻率，每一種頻率，都會對我們的身心產生影響。**

心理學家告訴我們，過去的記憶、現在的感受，和痛苦的經歷等，人們所接收到的頻率，被編碼進我們的生理系統內，並影響細胞和組織的生成，使細胞和組織，產生出一種反映這些情感狀態的特殊頻率。

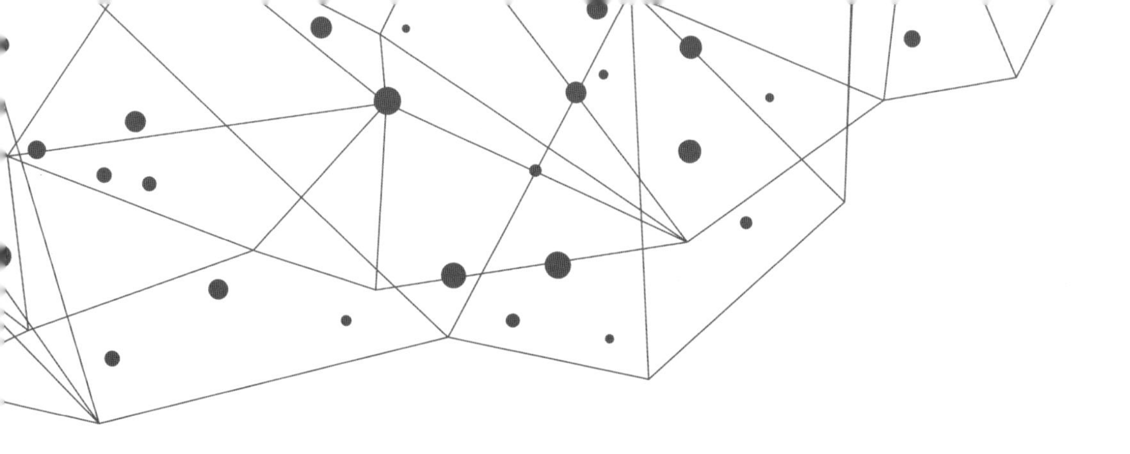

2-2 情緒、大腦，心連心

人的大腦就像一塊電路板，其中的邊緣系統（limbic system）為情緒控制中心，負責控制人的情緒和情感。

邊緣系統裡有許多神經分佈，如同佈滿了大大小小的線路，這些線路有正極和負極，分別掌控不同的情感，正極的情感如慈悲、喜悅、寧靜、寬容、愛等；負極的情感如悲觀、恐懼、煩惱、憎恨等。

大腦就像一塊電路板

在邊緣系統中，每一種情感都有相對應的神經，這些神經路線交織起來就形成了一個複雜的網絡。

邊緣系統包括：大腦顳葉的內側杏仁核（amygdala，或稱扁桃體）、海馬迴（hippocampus）、扣帶皮質（cingulate cortex）、穹窿（fornix）、乳狀體（mammillary body）和中隔（septum）。

杏仁核接受感覺區的信息，並將信息傳送到邊緣系統的其他部位，產生「情緒警覺」。最後這些信息進入下視丘，再到自主神經系統，準備採取行動，而下視丘為支配內臟，及血管的自律神經中樞。人的身體內內外外，佈滿了許多粗細的神經，如同鋪滿了電線，可以將能量、信息傳遞到各器官和細胞。（請參閱圖一）

可控與不可控？——人體神經系統

人類的神經系統，大致上可分為由腦和脊髓所組成的中樞神經系統，和由中樞神經延伸出來，分佈到全身的周邊神經系統。

神經系統也是一種器官，其功能是能掌握身體內外的狀況，而使身體產生適當的反應。中樞神經系統包括大腦、小腦、間腦、中腦、橋腦、延腦和脊髓，都裝在頭骨和脊椎骨內，受到嚴密保護。

周邊神經則是從中樞神經又分出來的神經，有從大腦分出的十二對腦神經：I. 嗅神經；II. 視神經；III. 動眼神經；IV. 滑車神經；V. 三叉神經；VI. 外旋神經；VII. 顏面神經；VIII. 聽神經；IX. 舌咽神經；X. 迷走神經；XI. 副神經；XII. 舌下神經；以及從脊髓分出來的三十一對脊髓神經：I. 頸神經（cervical nerves）八對；II. 胸神經（thoracic nerves）十二對；III. 腰神經（lumbar nerves）五對；IV. 薦神經（sacral nerves）五對；V. 尾神經（coccygeal nerve）一對。（請參閱圖二）

周邊神經系統，依其功能可分為能受意識控制，並進行感覺或運動的軀幹神經系統，和不受意識控制，以調節內臟機能的自主神經系統。

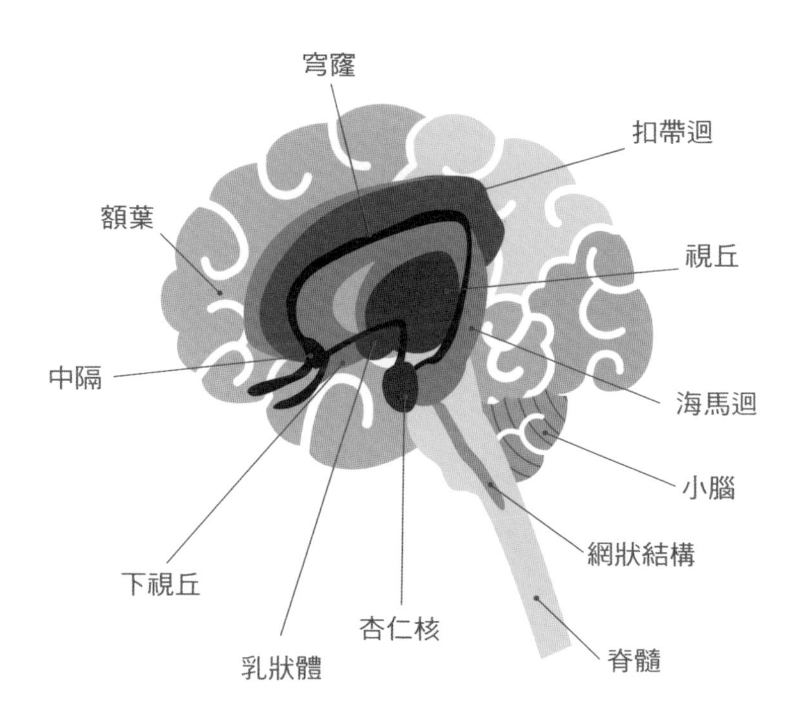

圖一 邊緣系統

（含杏仁核、海馬迴、扣帶迴、穹窿、乳狀體、中隔）

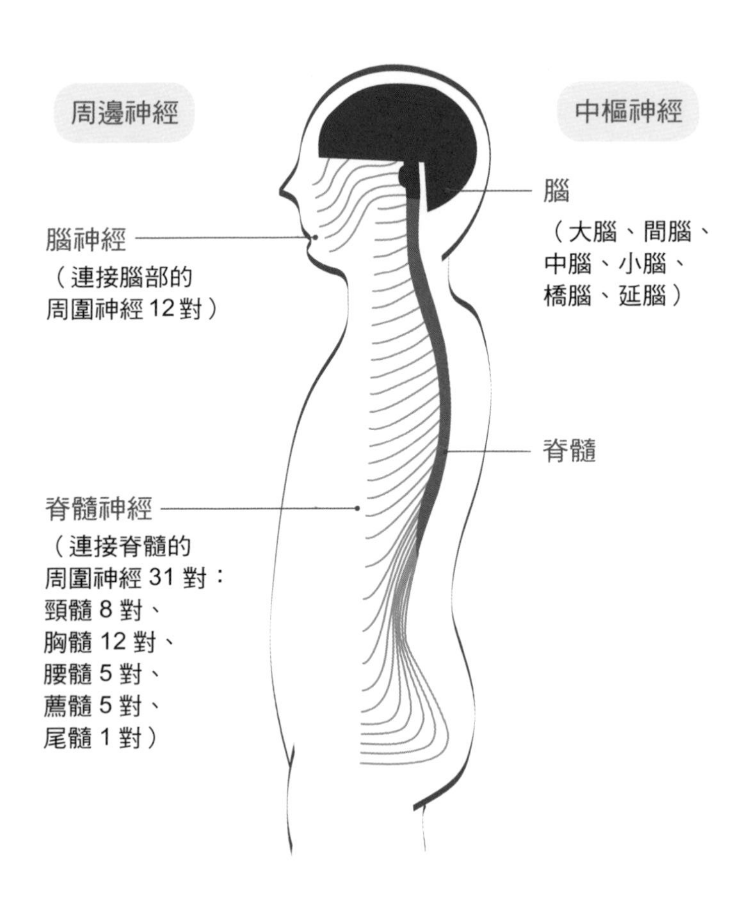

圖二　全身神經系統之分佈

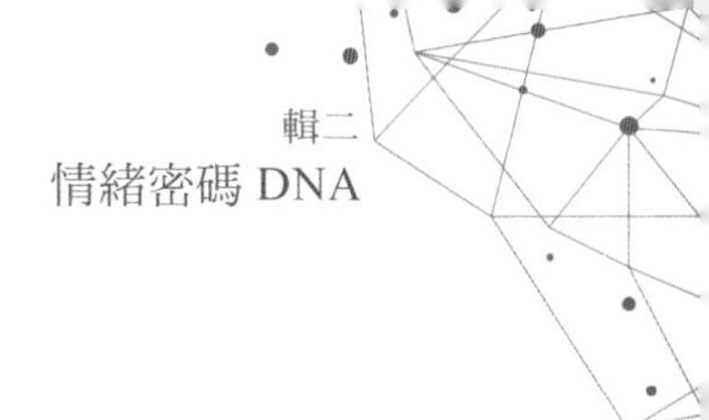

軀幹神經又可依其功能之不同，而分成能將全身感覺器官所得到的情報，傳到中樞神經系統的感覺神經，以及將中樞神經發出的刺激傳到肌肉，讓肌肉收縮的運動神經。

自主神經主要分佈在內臟，有對內臟作用相反的交感神經和副交感神經兩種。**交感神經主要是讓身體處於緊張和興奮狀態**，而對周邊狀況做立即反應。相反地，**副交感神經系統主要是活化內臟機能，調節身體。**交感神經和副交感神經系統如同車子的加油踏板和煞車踏板，控制車子的前進和停止。

原則上，內臟器官、血管、汗腺、毛囊等是不能用意識控制的，所以稱為自律神經，交由交感神經和副交感神經進行管理而達到平衡。

交感神經皆分佈在脊髓神經上，如頸部有八對、胸部有十至十二對、腰部有四至五對、薦骨部有四至五對、最下端尾骨的前面有單一個神經節。含有副交感神經的神經不多，在腦神經方面有動眼神經、顏面神經、舌咽神經、迷走神經；脊髓神經方面，則為第二至第四薦骨神經形成的骨盆內臟神經（pelvic splanchnic nerve）。

自律神經[註14]又分為交感神經，和副交感神經兩種，未受訓練是不能用意識控制的。這類神經分佈在內臟，及全身的血管、汗腺、毛囊等。

人的腦如果從表層往下剖開，依序是大腦皮質、大腦邊緣系統、大腦基底核、間腦（含視丘和下視丘）、中腦、橋腦和延腦，延腦則和脊髓連接。（請參閱圖三）

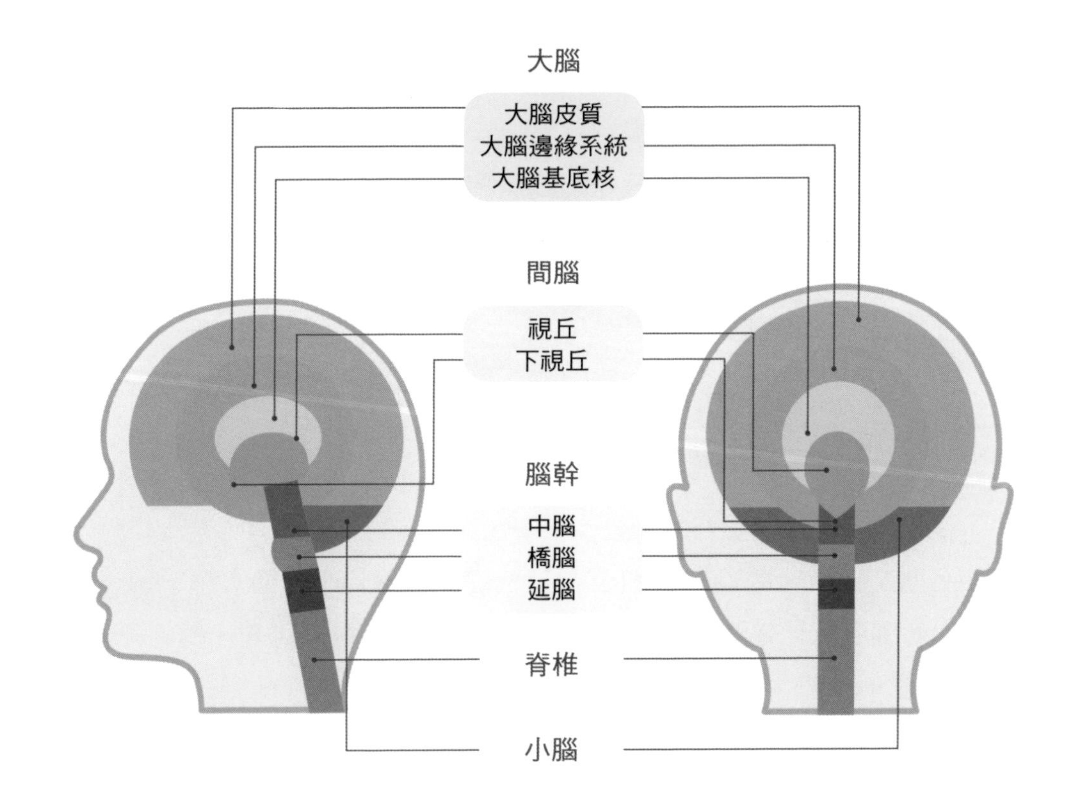

圖三　腦部構造

如果把腦和脊髓看成棉花棒棒糖，則整個腦如同是那團圓圓的棉花糖（含大腦皮質、大腦邊緣系統、大腦基底核），而間腦、中腦、橋腦、延腦、脊髓，像是那根棒子直接插進腦中央。

脊髓像是露在糖果外的棒子部分，間腦、中腦、橋腦、延腦則留在糖果內。間腦由視丘和下視丘構成，而下視丘連接腦下垂體。下視丘是本能中心，主要產生基本情緒的反應。

中腦、橋腦、延腦即是俗稱的「腦幹」，是維持生命的腦區，主管心跳、呼吸、血壓，並能調節體溫和調控疼痛的感受。目前死亡的定義是以腦死為準，腦死其實就是腦幹死亡，腦幹失去功能即無呼吸、心跳、血壓，就沒有了生命現象。

控制人體行為的腦神經

上腦幹即中腦、延腦，也是調控睡眠和清醒的中樞，這表示腦幹在生存和維持生命是絕對必要的。

在腦幹中間，從延腦向上延伸，經過橋腦到中腦，有一個稱為上行性網狀激化系統（ascending reticular activating system, ARAS）的結構（請

14 自律神經系統（autonomic nervous system, ANS）：與軀體神經系統共同組成脊椎動物的周圍神經系統，進一步可分為交感神經系統、副交感神經系統、腸神經系統。所謂「自律」是指未受訓練的人無法靠意識控制該部分神經的活動，例如：心臟搏動、呼吸、血壓、消化和新陳代謝等。

參閱圖一），此結構會將刺激信息，向上廣泛的傳到大腦皮質，產生清醒狀態和清醒腦波。

睡眠時，如果 ARAS 受到刺激，馬上會醒過來，如果 ARAS 的前端受到損害，則會昏迷不醒。腦幹也有一些特殊的細胞，能分泌特殊的荷爾蒙，影響到注意力、清醒、睡眠、情緒、動機、記憶等，也就是會影響到人類的行為。

控制人類行為的腦系統，大致上可分為三種系統：

- 第一種是「快樂尋求系統」，也就是多巴胺（dopamine, DA）傳導系統，產生欲求動機有獎賞趨向。
- 第二種是「痛苦迴避系統」，就是乙醯膽鹼（acetylcholine, ACh）傳導系統，會產生厭惡動機，而出現「逃」或「戰」反應。
- 第三種是「行為抑制系統」，即血清張素（serotonin）傳導系統，會產生無可奈何狀態，因而被動的屈服。

人類的情緒表現，受到動機的影響，近代認知心理學發現，**「苦」與「樂」是人類行為的兩大動機與驅動力**。快樂產生欲求動機，進而產生趨向行為；痛苦產生厭惡動機，進而產生避開行為。

控制人類行為的兩大神經迴路或腦系統，則是「獎賞神經迴路」，這是由快樂產生的趨向行為，稱為「快樂尋求系統」。另一種是「懲罰神經系統」，是由痛苦產生的避開行為，稱為「痛苦迴避系統」。

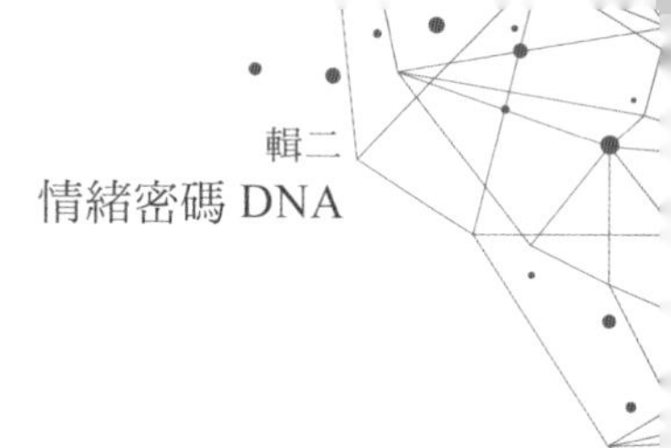

◆快樂尋求系統

快樂尋求系統與多巴胺有關，也就是牽涉到多巴胺的合成和傳遞路徑。多巴胺主要產生在中腦，經過邊緣系統，到達大腦前額葉皮質。此系統與精神分裂症有關，這類病患發病時，多巴胺受體增加，產生妄想、幻覺和不正常思考。

關於毒品（如古柯鹼和安非他命）、藥物的成癮作用，主要也是與多巴胺受體有關。而多巴胺活性低下，也可能是造成憂鬱症患者，對任何事物都不感興趣的原因。

奧斯丁教授認為，欲求的產生與毒品的作用很類似，都涉及到快樂尋求系統。他認為「欲求」代表一種生理需求，從物質濫用研究顯示，當先前被過度刺激的受體，它的激化被去除時，會產生欲求。

◆痛苦迴避系統

我們每天「需要」的感覺，來自心理和生理的「執著」，而這種「**執著」就是痛苦的根源**。痛苦迴避系統運用乙醯膽鹼做傳導物質，產生逃避行為。此系統的功能包括清醒、喚醒和記憶。

記憶的主要部位，在梅約特氏基核（nucleus basalis of Meynert），它與邊緣系統有來回的雙向管道，處理邊緣系統的信號，加以編碼後，送其動機意義到大腦皮質。阿茲海默症病人的 ACh 濃度降低，認為與記憶變壞有關，因此用能補充腦中 ACh 的藥來治療。睡眠被喚醒，或清醒活動時，ACh 則會增強。

◆行爲抑制系統

第三種腦系統，是行為抑制系統，及血清張素系統，此系統始於大腦前額皮質經邊緣系統，而抑制血清張素的合成。血清張素與心情有關，濃度減低時會產生憂鬱症，增強時則會有較理智的社會化行為。

人類靠眼、耳、鼻、舌、身等五官，而與外界的色、聲、香、味、觸接觸。將外界的光波、聲波、氣味、刺激等信息情報，經過身體的周邊神經系統，傳到中樞神經系統，轉換成身體能接收、瞭解的電訊符號，然後送到大腦相關部位，出現「看到」、「聽到」、「嚐到」、「嗅到」等感覺，進而將這些「感覺」、「信息」加以統整、分析、判斷，而有「身體反應」、「情緒感受」並產生思想、行為、意識、自我等。

一般人就將這樣的「感覺」、「自我意識」當成「自己」，其實所看到、聽到、感覺到、想到的都是「自己能接收到」的信號電訊，但這就是真實的外界嗎？

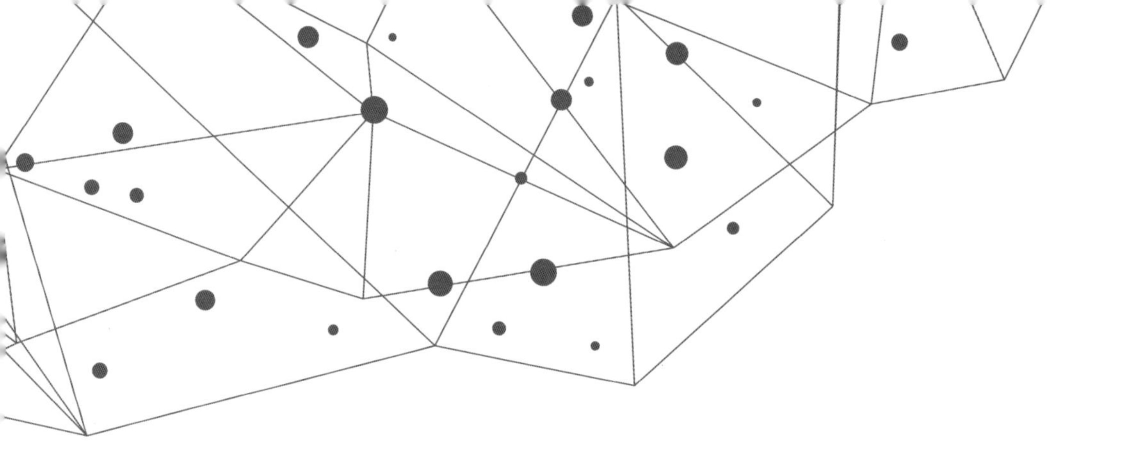

2-3 左腦、右腦，手牽手

從醫學來看，人的大腦分成左右兩個半球，兩個大腦半球之間信息的傳遞和溝通，交由兩部分來完成，一部分在位於大腦中間位置的「胼胝體（corpus callosum）皮質」（請參閱圖四），另一部分則是位於大腦較下方位置的間腦與上腦幹所形成的「下皮質橋樑」，兩者共同構成兩個腦半球之間信息的交流互通。

⁘ 理性左腦 VS. 感性右腦

左腦的功能偏重語言的表達，且側重理性、分析、數學、邏輯等精確的事務。因此，左腦又稱為理性的腦，或科學家的腦。

右腦則以整體角度覺知，認識外在世界，偏向情緒的、衝動的、藝術的事情。因此，稱為感性的腦，或藝術家的腦。

兩個分開的腦，並非各自獨立，而是經由胼胝體，和下皮質橋樑互相溝通、商量，並交換意見而達成共識。

左右大腦在情緒上也不大一樣，**左腦傾向正面情緒，屬樂觀者，右腦較負面情緒，屬於沮喪者。**分開的左右腦有點像夫妻，男主外女主內，但一致向外。整個大腦又可分為額葉（frontal lobe）、顳葉（temporal lobe）、頂葉（parietal lobe）和枕葉（occipital lobe）。（請參閱圖四）

各個腦葉有其特定功能，額葉的體積最大、最發達，約占大腦的三分之一，其主要功能是，行為策劃、主動性、判斷、說話、運動，包括初級運動皮質。

頂葉的功能是初級感覺皮質、負責整合感覺信息（視覺、觸覺、導航）、推理心算、儲存數位和身體圖像信息。顳葉主情緒、記憶、動機、聽覺、語言等功能。枕葉則是掌管視覺功能。

大腦功能由下層往上層看，最下層是腦幹（含中腦、橋腦、延腦）和小腦；小腦控制動作和平衡，腦幹負責維持生命功能，包括心跳、血壓、呼吸等。大腦的中層包含間腦（由視丘和下視丘所組成）和邊緣系統，來自腦的各部位及全身的感覺情報，集合到視丘，然後傳到大腦皮質。

下視丘是間腦的一部分，為支配內臟及血管的自主神經中樞，並與懸垂在其下方的腦下垂體連結在一起。而腦下垂體是能分泌作用於其他內分泌腺，及全身荷爾蒙的內分泌腺，藉此作用而能調節身體功能，以適應外在環境的變遷。

下視丘的其他功能還包括能調節體溫、管制內分泌系統、維持新陳代謝、調控生理機能，如飢餓、口渴、性、睡眠。在間腦較上方的邊緣

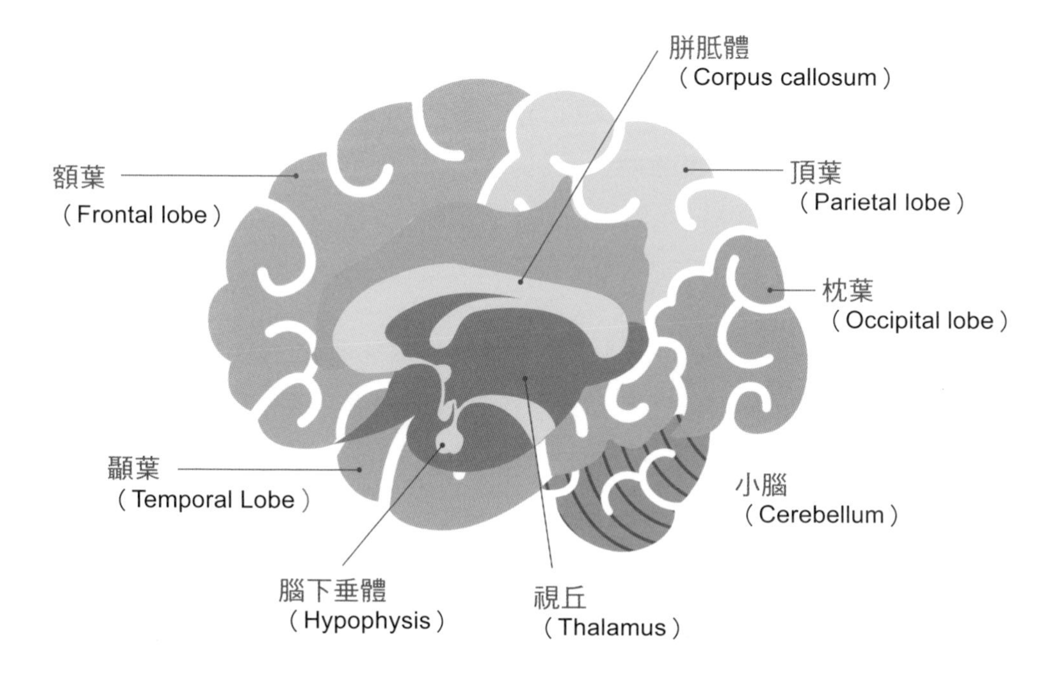
胼胝體
（Corpus callosum）
額葉
（Frontal lobe）
頂葉
（Parietal lobe）
枕葉
（Occipital lobe）
顳葉
（Temporal Lobe）
小腦
（Cerebellum）
腦下垂體
（Hypophysis）
視丘
（Thalamus）

圖四　腦的正中切面

系統則為情緒中心，其功能與求偶、記憶、心情、動機、恐懼、戰鬥、食物等有關。簡單講，就是和調節情緒、動機、訊息和記憶等較有關連。

大腦最上層是大腦皮質，執行高層次的腦功能，包括語言、認知、覺知、感覺、動作、規劃、判斷等。由此觀之，大腦愈上層，功能愈高級複雜，下層功能愈原始，愈與基本生物功能有關，包括維持生命和生存。（請參閱圖五）

身體反應 VS. 情緒感受

人是如何將世間的色、聲、香、味、觸、法等信息符號，轉變成情緒、感覺、行為、思想、意識、自我呢？

如前所述，下視丘是本能中心，邊緣系統是情緒中心，額葉是理性認知中心。人類的情緒表現相當複雜，有大腦的參與也受到社會、教育、文化、宗教的影響。所以，人類的行為是基本驅力、情緒，和理性交互影響的產物。

情緒反應包括「身體反應」和「情緒感受」，「身體反應」主要由下視丘產生，如果是緊急的，會經由自律神經系統，緊急應變產生腎上腺素和正腎上腺素，作「戰」或「逃」的行為。

如果不急迫，則由內分泌系統分泌壓力荷爾蒙皮質醇，產生壓力或焦慮反應。至於「情緒的感受」，需要有邊緣系統（情緒中心），和大腦前額葉皮質（理性認知中心）的參與。整個情緒結構中，邊緣系統處於中心地位。

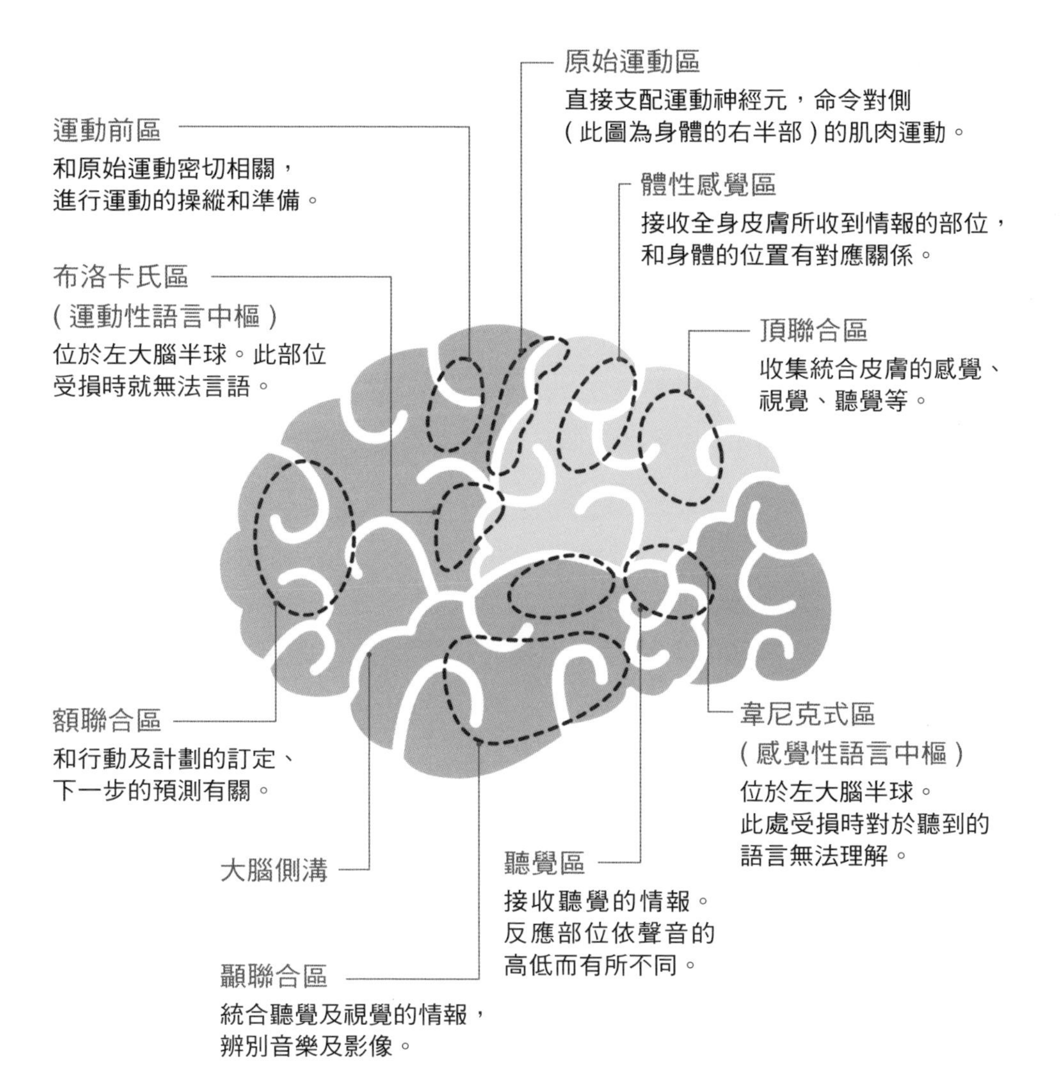
原始運動區
直接支配運動神經元，命令對側
（此圖為身體的右半部）的肌肉運動。
運動前區
和原始運動密切相關，
進行運動的操縱和準備。
體性感覺區
接收全身皮膚所收到情報的部位，
和身體的位置有對應關係。
布洛卡氏區
（運動性語言中樞）
位於左大腦半球。此部位
受損時就無法言語。
頂聯合區
收集統合皮膚的感覺、
視覺、聽覺等。
額聯合區
和行動及計劃的訂定、
下一步的預測有關。
韋尼克式區
（感覺性語言中樞）
位於左大腦半球。
此處受損時對於聽到的
語言無法理解。
大腦側溝
聽覺區
接收聽覺的情報。
反應部位依聲音的
高低而有所不同。
顳聯合區
統合聽覺及視覺的情報，
辨別音樂及影像。

圖五　大腦的部位與功能

邊緣系統（情緒中心）的信息進入下視丘，產生身體反應，或進入前額葉（理性認知中心）處理，產生情緒感受。理性認知中心，和情緒中心的信息交流是雙向的，但由邊緣系統，到大腦前額葉皮質中心的神經信息，不但流量較大，傳入時間也較早、較快。

相對地，由額葉傳回邊緣系統的信息，流量小又慢。因此，**人類大腦功能的設計，是較偏袒情緒，所以一般人較感情用事**。我們常說「做事都不經過大腦」，這不是罵人的話，而是真的。腦的「情緒部分」，對行為的影響，比理性大得多，所以修行是不容易的事。

前額葉的理性認知中心，負責調節情緒，並處理一些負面情緒和控制衝動，此外，也會產生前瞻性的行為。邊緣系統（情緒中心）負責情緒的感受和判斷。

其中，海馬迴在辨識情緒的情境，也會調整行為。杏仁核則負責辨識負面情緒，尤其是恐懼，其反應比一般快，如拳頭打來立刻閃避，就是直接由杏仁核下令，不需經過大腦。

下視丘是本能中心，是原始情緒的腦，也是自律神經的管控中樞，且與腦下垂體相連。經由腦下垂體分泌荷爾蒙，以調節身體功能，適應外在環境的變化，並調節體溫，管制內分泌系統，以便維持新陳代謝。也調控生理驅力，如飢餓、渴、性、睡眠等。

人類的腦波有五種，β 波（beta）每秒振動十三至二十九次（13 ～ 29 Hz），在警覺活動時會出現。α 波（alpha，8 ～ 12Hz），放鬆時或禪坐時會出現。最簡單得到 α 波的方法，就是咀嚼，這就是運動員比賽時，喜歡咀嚼口香糖的理由；因為咀嚼時出現 **α 波，能放鬆緊張心情**，注意力也較集中。其實不需要口香糖或食物，只要口腔做咀嚼動作，就會出現 α 波，同時口水唾液會增加。

透過學者研究，當口水多時，腮腺（parotid gland）註[15] 會分泌促進長生不老的腮腺素註[16]。

所以想要放鬆出現 α 波，只要做咀嚼動作就可以了。

此外，**頭腦在昏沉或嗜睡時會出現 θ 波**（theta，5 ～ 7Hz），這也是人體細胞之間相互溝通的波長。還有 δ 波（delta）在深度睡眠時會出現。γ 波（gamma，30 ～ 70Hz）則是在預期或專注時會出現。

15 腮腺：醫學上，分泌口水的腺體叫做唾液腺，人類的三大唾液腺中，最大的就是腮腺，問題也最多。腮腺位於下巴骨（醫學名詞為下頜骨）的後方，耳朵下方的上頸部位，又俗稱耳下腺。

16 腮腺素：維持腮腺的正常分泌活動，並對骨、軟骨、牙等的正常發育和鈣化具有一定的促進作用。下頜下腺紋管細胞漿內，儲存和分泌某些內分泌或具有藥物作用的活性物質，如神經生長因數和表皮生長因數。

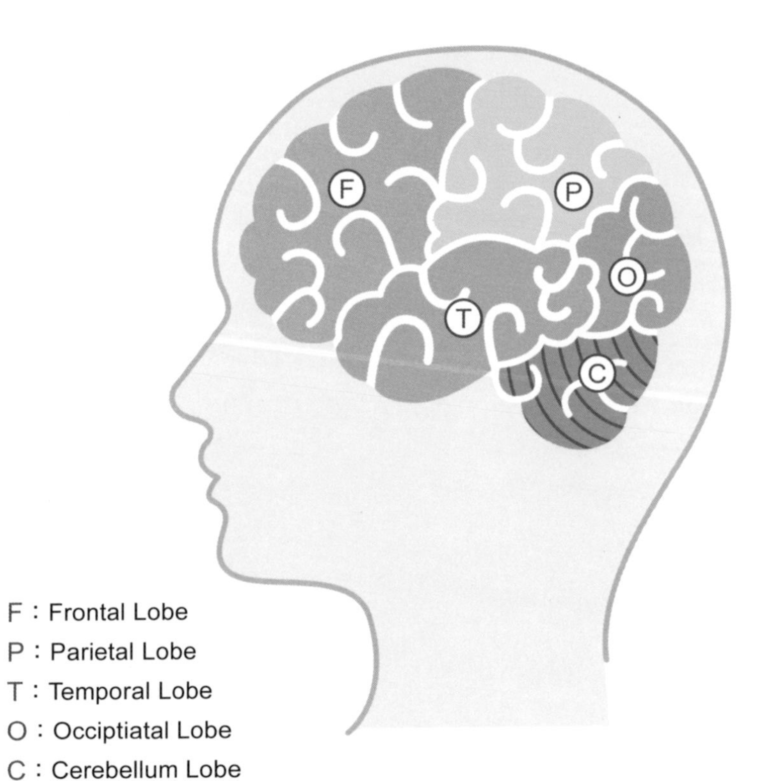
F
P
O
T
C
F：Frontal Lobe
P：Parietal Lobe
T：Temporal Lobe
O：Occiptiatal Lobe
C：Cerebellum Lobe

圖六 大腦與腦波的呈現

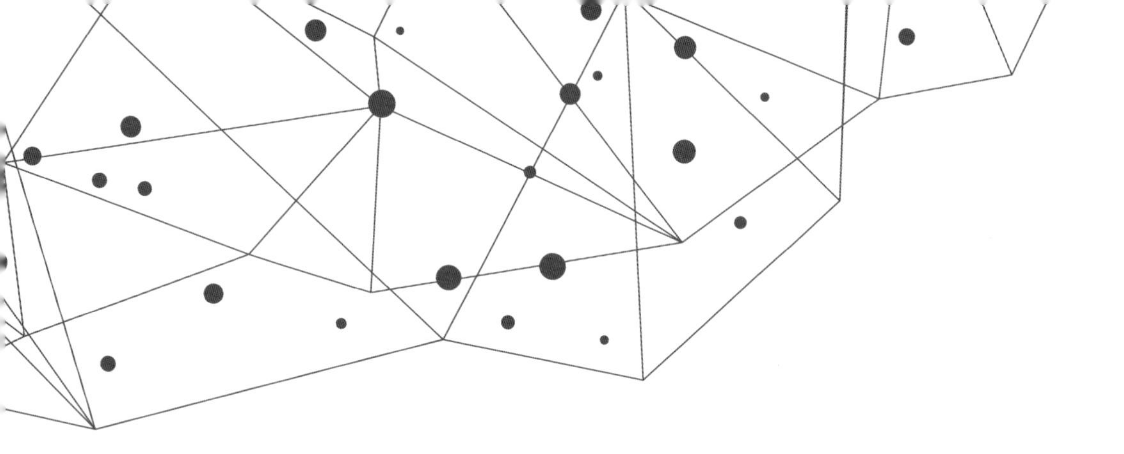

2-4 我即我腦——自我意識超連結

「意識」比起「自我」，要來得複雜許多，因為「意識」牽涉到身、心、靈與腦，而且和見、聞、覺、知，以及各種知識、學識、哲學、宗教、文化都有關。

因此，要定義「意識」並不容易，一九八三年神經科醫師 Dr. F.Plum 和 Dr. J.B.Posner 認為「意識」就是知道自己及環境的狀態，簡單而言，就是清醒又有覺知的狀態。

意識，清醒又有覺知

從腦科學來看，「意識」需符合兩個條件，第一要有喚醒狀態，即腦幹的上行性網狀激化系統（ARAS）的功能正常，能激化感覺，而產生低幅度高頻率的清醒腦波。

此外，還需要有一個完好的視丘，視丘位於大腦中央，對意識具有重要的作用。因為來自感官（除了嗅覺）的所有信息，都會到達視丘，並透過神經突觸，再將信息傳送到大腦皮質。

第二條件是大腦皮質的功能正常，因為「意識」不只是清醒與覺知，還包括認知、知覺、情緒、記憶等。

「意識」是大腦龐大的神經細胞網絡中，特定的區域聯合運作而產生的一種新的屬性。不同的腦細胞，和不同腦區的功能各異，但由於相互聯結共同作用，因此產生的新功能。

如同吃下食物，經過口腔、食道、胃、腸等不同的細胞、器官共同運作就成了養分，能支撐身體。**花花世界的見、聞、覺、知等信息，通過眼、耳、鼻、舌、身五官到達大腦，再經過大腦一千億個神經元和一兆個神經膠質細胞**（神經膠質細胞，在傳遞化學信息的過程中，扮演著重要角色），互相聯絡並送到不同的腦區，加工、分析、整理後，就變成真正的認知，並擁有自我的「意識」和「思想」。但神經元和神經膠原細胞，是如何將信息轉變成意識、思想的，以目前人類的醫學科學知識，仍然無法一窺全貌。

大腦就是我，我就是大腦

至於我、自我，又是什麼呢？如何形成的呢？法國哲學家笛卡兒曾說過「我思故我在」，因為能思考的是肉身的自己，故能思考的自己就是「我」。

但大腦受傷無法完整思考的人，或不能思考的植物人，就不是「我」嗎？

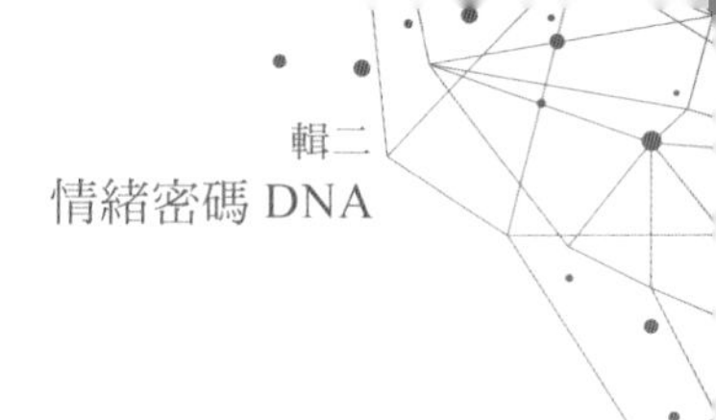

荷蘭阿姆斯特丹大學醫學院神經生物學教授，荷蘭人腦庫創建人迪克・斯瓦伯（Dick Swaab）教授說：「我即我腦」，並進一步指出：「從子宮孕育到阿茲海默症，**大腦決定我是誰**，大腦是影響你一生的關鍵。」從這定義來看，**大腦就是「我」，「我」就是大腦。**

從腦科學的立場如前述，腦科學定義「意識」，是「知道自己和環境的狀態」，所以「意識」就包括了自我，能產生一種自我感。簡單來說，「我」就是身體內部狀況，和身體外部境界之間，互動的產物。因此，「我」包含了「本能的我」、「記憶的我」、「情緒的我」和「理性的我」。

◆本能的我

「本能的我」，就是維持基本生命的我，不只人類，所有有情生命皆如是。例如食、色是維持個人生命和種族延續，遇到危險需逃避或戰鬥，也是必須的（人類會自我判斷）。逃或戰，需要方向和空間感，所以「本能的我」主要由腦幹、下視丘、邊緣系統和頂葉負責。

◆記憶的我

「記憶的我」，指的是由過去的記憶，和現在的記憶連接上，才會有完整的自我感覺。但是，記憶是什麼呢？記憶是儲存和提取信息的能力，提供我們清楚瞭解自己的過去。

諾貝爾醫學獎得主，拉蒙・卡哈爾（Ramón y Cajal）說：「學習與記憶的活動，能刺激相關腦區的神經元和突軸發育。以這樣的方式，讓神經元間的訊號傳遞，並透過神經末梢分支數目的增加，增強學習記憶能力。」

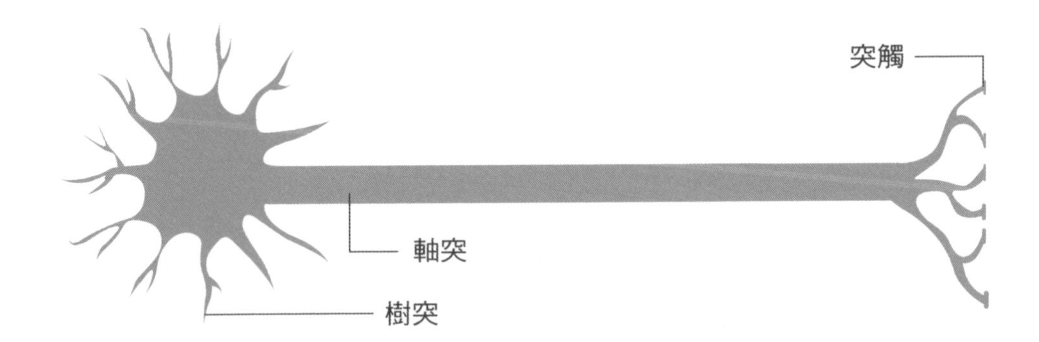

圖七　神經突觸

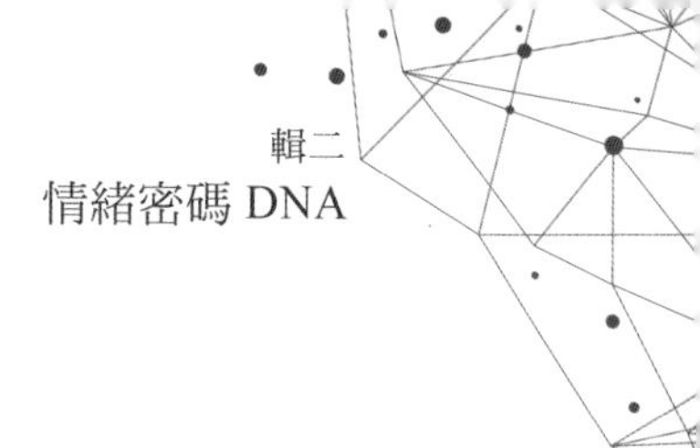

※ 學習、記憶、遺忘，神經元的化學信號

簡單來講，就是腦神經細胞之間的連接，要靠突軸末端的突觸（請參閱圖七），抓住另一個腦神經細胞（神經元）。神經元之間的連結愈多愈廣，則信息傳遞愈快，愈記得住。研究證實重複的學習過程，可以加強神經元的連結，這是熟能生巧的證據，也是記憶的基礎。

學習、記憶、遺忘的過程，是由神經元產生許多不同的化學信號所引起。神經元之間的聯繫，因為神經系統的活性，而發生改變，這些聯繫也具有可塑性。有一些在發育中形成的神經迴路，不但包含了與生俱來的行為，還包含了可以由後天學習來改進的成分。

因此可以說，記憶廣泛的分佈於神經系統中。不過，某些腦部結構明顯與記憶相關，如顳葉中的海馬迴，對記憶作用極為重要。海馬迴負責整合感官的信息，如果信息值得記住，就會儲存到長期記憶中。

信息通往長期記憶的路徑，始於內嗅皮質，此皮質正好位於腦中央，邊緣系統的海馬迴附近。在前額葉皮質的指導下，短時間內信息儲存於海馬迴中。從海馬迴開始，信息沿著兩條路徑傳遞，一條是回到顳葉皮質，儲存長期記憶。另一條則沿著更長的路徑，傳到乳頭體和視丘，接著信息從視丘，傳到大腦皮質的不同區域中，有意識的被記錄下來，成為「陳述性記憶」或「外顯記憶」。

所以，「記憶的我」主要是由顳葉和邊緣系統負責，但記憶的儲存或記憶痕跡，則遍於大腦。

◆情緒的我

「情緒的我」，代表人的個性和脾氣，當處於強烈情感中，如焦慮、煩惱、生氣、恐懼、競爭之時，情緒會超越認知或理性，而成為主宰者。

情緒反應，包括身體反應和情緒感受。身體反應由下視丘產生，情緒反應則由邊緣系統，和前額葉皮質參與。前額葉負責計劃執行和約束情緒。邊緣系統的杏仁核，處理恐懼等負面情緒，海馬迴則在辨別情緒的情境。

如前所述，情緒中心通往前額葉理性中心的信息較多較快，時間上也較早。相對的，從額葉傳回來的指令，較慢又較少，所以一般人容易感情用事，較不理智。

右額葉和右顳葉有腦病變，會引起情緒失控，如右額葉病變時，社會行為會不適當，人際關係會變壞。右顳葉功能失常時，引起不正常的熟悉感、陌生感、恐懼和暴躁，有時會產生超覺[註17] 或玄秘感。

◆理性的我

所以「**情緒的我」主要是由邊緣系統和前額葉負責**。至於「理性的我」，則包含了自我認知和社會規範，在社會中生活，需要遵守社會的規則，故「**理性的我」則主要由額葉和頂葉皮質負責**。

17 超覺：一種與自我接觸的過程，在安靜的狀態下體驗內在，超越當下的知覺、意識，達到釋放壓力、提升內在。

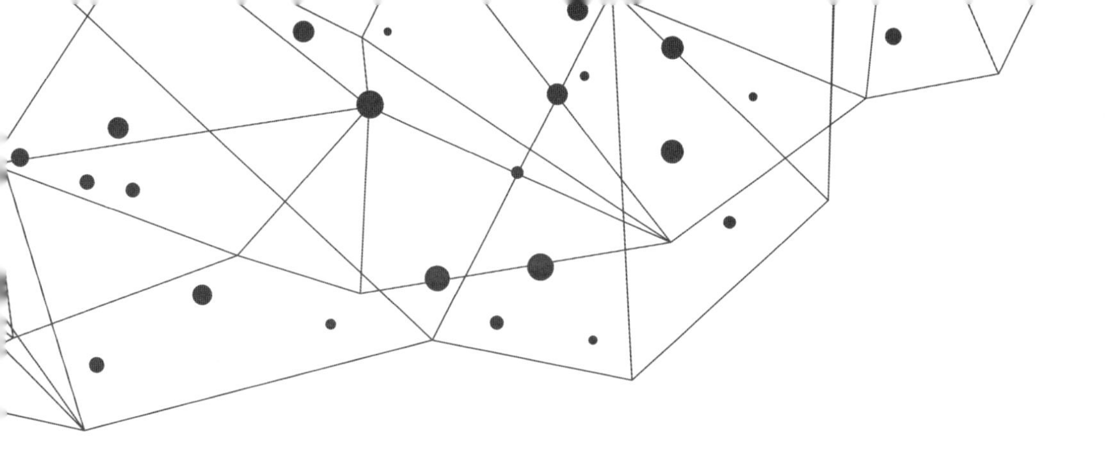

2-5 兩個自我，誰作主？

一般人所認知的「自我」有兩個，一個是意識、覺知心，第二個是時時思量作主、處處作主的心。這個覺知心和那個處處作主「恆審思量」的心，爭相作主而令人不易區分。

「意識」則被定義為：「一個人有意識，表示他能知道自己以及其周圍環境的情況。」所謂「意」即自我，「識」即認知。

加拿大神經生理學家古洛（Dr. Peter Gloor）曾說過，「意識」是一種統一經驗，時間上具有連續性，並有不變的中心參考——「自我」，所以有「意識」就會有「自我」。

有「意識」，就有「自我」

「意識」也可定義為覺知心，因此「意識」與「自我」其實也很難區分。

想要知道自己和周圍環境，就必須有五官去接觸外界的信息，並傳送到大腦相關部門，轉化、分析、統整後成為身體能接受的模式，進而產生思想、付出行動，並有種種苦、樂、不苦、不樂等感受。

所以笛卡兒才說：「我思故我在。」神經生物學教授迪克．斯瓦伯更說：「我即我腦。」因為「思想」、「意識」、「自我」歸根結底都是大腦的產物，「本能的我」、「記憶的我」、「情緒的我」、「理性的我」都在大腦裡面。

「本能的我」在腦幹、下視丘、邊緣系統、頂葉皮質；「記憶的我」在顳葉皮質和邊緣系統；「情緒的我」在邊緣系統和前額葉皮質；「理性的我」在額葉和頂葉皮質。

除了「理性的我」，「本能、記憶、情緒」的我，都和邊緣系統有關。邊緣系統在大腦，就是處理情緒的中心，情緒刺激直接進入視丘，再傳到邊緣系統，然後轉送到下視丘（本能中心），產生身體反應，或將信息送到前額葉（理性中心），做情緒處理。

至於感官（嗅覺除外）的信息，都送到視丘，不需經過邊緣系統，而直接到大腦皮質相關部位，視丘在意識有重要作用。

所以一般人所認為的「意識和我」，其實就是腦。意識、覺知心的「我」，交由額葉、頂葉、視丘處理。而處處作主、時時做主的「我」，如果不加以克制、警覺或修行，則可能比較會偏到下視丘的本能中心，當然整個腦還是協力參與。「我」、「意識」和「身體」三者結合，產生了各種功能和信息。如果整體和諧，功能順暢就是健康，如果功能有差錯，影響整體和諧，就會導致疾病。

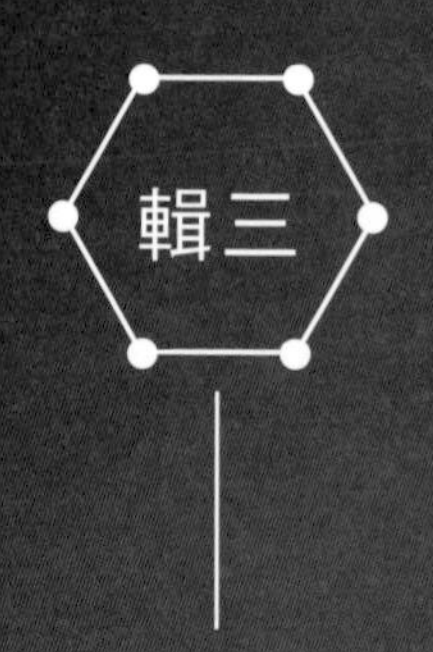

整個人體就是座發電廠
從量子醫學談疾病

整個人體就是座發電廠，有各自的獨特磁場、電波、頻率，每個細胞、組織、器官也各有不同的磁場、頻率。

從量子醫學重新看待疾病的意義，發現疾病是病患身、心、靈整體，由於內外壓力因素，而形成的一種不平衡狀態，藉由「症狀」顯露於外。

因此，若能採用適當的量子振動頻率，調節身體，平衡情緒，就能恢復身、心、靈健康。

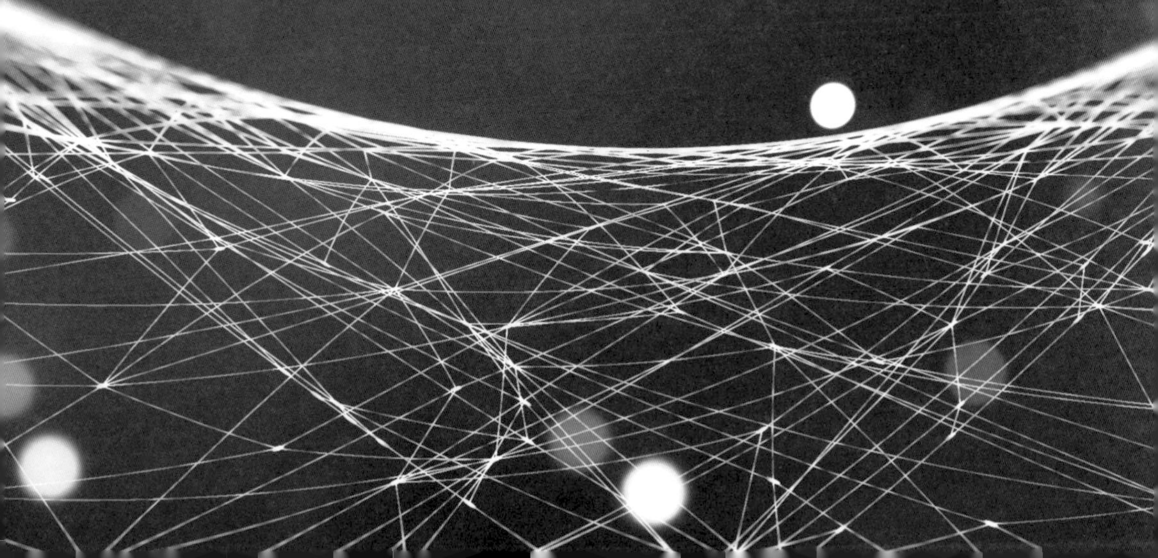

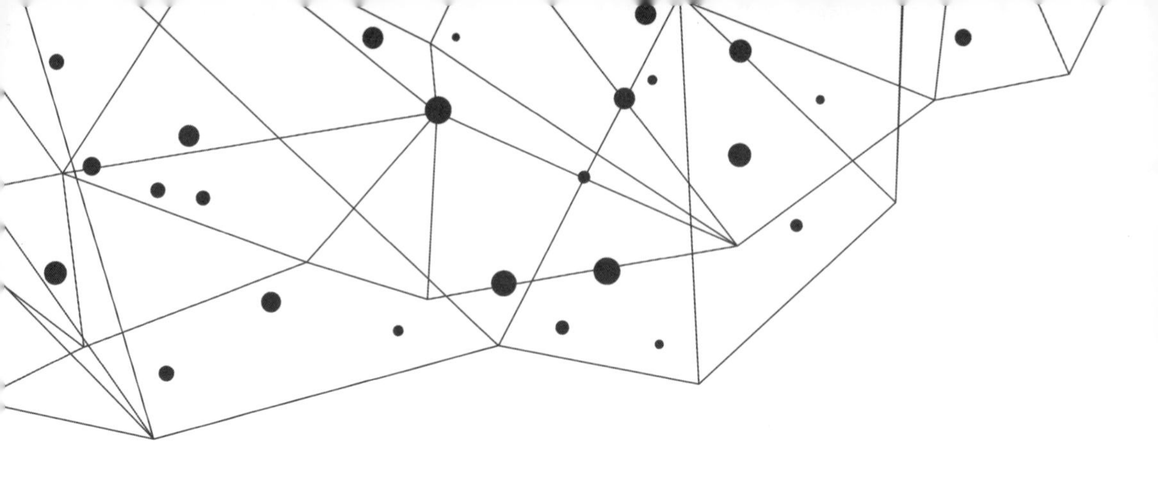

3-1 生命一切都是波動頻率

疾病發生在人的意識之中，當意識層面失去秩序、和諧，會影響情緒波動，產生異常頻率，進而改變細胞和身體結構，失去內在平衡。

因為失衡，所以產生症狀，症狀擁有意識所缺乏的東西。如果說**身體是意識表演的舞臺，而症狀就是意識缺乏之物的身體表現。**

誠實面對壓抑，正面看待症狀

當身體上有症狀呈現出來，是我們不願在意識層面接受的部分，症狀使我們誠實面對原被壓抑的部分，透過身體的媒介，症狀使我們完整。

因此，從量子醫學看疾病的意義，發現疾病是病患身、心、靈整體，由於內外壓力因素，而形成的一種不平衡狀態，藉由「症狀」顯露於外。

由於體內自癒系統，會時時刻刻對於不平衡的狀態做出調整。病人必須有意識的瞭解，並配合身體的自癒機制，以不傷害的方法，使身、心、靈重獲平衡，並在整個過程中，學習更深入認識自己。

疾病防止我們偏離走向合一的正路，所以疾病是通往完美道路的手段之一。從量子理論來看，整個人體就是座發電廠，有各自的獨特磁場、電波、頻率，每個細胞、組織、器官也各有不同的磁場、頻率。

健康的細胞、器官，和生病的細胞、器官等的信息、頻率皆不同。如果有健康群體的細胞、組織、器官等的大數據，並分成不同性別、年齡層，就可以做比對，瞭解自我是否生病或健康。

根據生理學研究，發現人體器官產生病變時，細胞會進行兩階段變化。

第一階段，細胞四周的體液開始轉變，這階段還不會影響細胞內的化學構造，但可能已經感到有點不適。

第二階段，細胞膜開始產生變化，此時症狀較明顯，傳統化學儀器或病理切片，可檢測出異常。

但量子檢測技術卻能在第一階段，當細胞周圍的體液異常時，測出潛在危機，因此能有效預防疾病發生，並做早期治療。

每一細胞都是帶電體

由於每一細胞都是帶電體，細胞膜內外都有電位差，任何細胞的代謝活動，都會引致電位的改變，而產生極微弱的電流。

根據電學原理，電場、磁場、力場，是共生的結構，所有細胞的活動，都會發出微弱的電磁波，電磁檢測，是截取人體細胞器官等，發出的訊號與電腦的分析、比對，來檢測人體的身、心、靈所有狀況。

因此，量子醫學對健康的定義，是指個人在身、心、靈上，人際關係上，與大自然、宇宙關係上，均處於和諧的狀態。

在這種定義上指的量子醫學，透過研究細微物質的波動頻率，**以量子檢測儀測量人體內不同物質的特殊震動頻率**，加以量化、分析，進一步解析器官功能頻率、線體頻率、經絡頻率、毒素頻率、情緒頻率、染色體分子結構頻率、營養成分頻率，脊椎結構頻率等等，再以適當的量子振動頻率，來調節身體，達到平衡情緒，藉此恢復身、心、靈健康。

無論是物質身體，或是能量身體，最終都成為粒子的活動。這些粒子活動，由信息之波形所操控，健康的細胞和器官，有其固定的頻率波形。

當身體發生病變時，則會改變其頻率和波形，因此輸入與病變相反的頻率波形，則能平衡恢復健康。手術或藥物，都是除去異常頻率波形的手段，目的是製造讓身體早點恢復自我痊癒的環境。**想要真正恢復健康，最終還是得靠自身的自癒功能。**

因為健康的定義，是身、心、靈都要健康，如果情緒或思想出了問題，產生負面思考，如仇恨、嫉妒、自卑、生氣，貪嗔癡等等，要如何處理呢？這時可考慮用**花波療法**。

花波指的是花朵的波長、頻率，每一種花都有其獨特的波長、頻率。那些花朵適合調整哪種負面情緒，各有特殊的方法。但原理還是一樣，負面情緒有其獨特的波長頻率，如果能將具有與負面情緒相反波長頻率的花波，用喝的方式，或將其液劑滴到口中，體內就會產生平衡負面情緒的波動頻率，而使情緒恢復平穩。

十二穴位，對應十二種負面情緒

從經絡的方向來探討時，體內的電流能量，是靠經絡連結疏導。

如果經絡堵塞或短路，氣場黯淡，人就無精打采，容易生氣、悲觀，傾向負面思考。這時可以考慮按摩與情緒有關的穴道，一邊按摩邊唸些正面言語，也會有所幫助，讓身體充滿正面能量，脫離悲情。

那麼，有哪些與情緒有關的穴道呢？例如十二穴位，對應十二種負面情緒：百會（恐懼）、攢竹（憂愁）、瞳子髎（緊張）、承泣（悲傷）、人中（煩躁）、承漿（自卑）、俞府（成癮）、庫房（挑剔）、淵液（懷疑）、膻中（憤怒）、乳根（羞愧）、氣海（怨恨）等穴道。（請參閱圖八）

舉例來說，「俞府穴」對應到「成癮」情緒，是一種焦慮引發的自我安慰的強烈要求，成癮物質只能暫時緩解人們的焦慮，只是臨時的鎮靜劑。藥效一過，焦慮便會捲土重來。最主要的戒斷症狀是焦慮，**所有的消極情緒，皆來自於心靈能量的紊亂，排除了「障礙」，基本上就可以戒除心癮。**

俞府穴是體表經絡，與體內經絡的交匯點，這個穴道被堵塞時，心靈能量無法進入內心，人就會空虛無聊失去自我。透過正面刺激，讓能量能直入心靈。

◆「十二穴位，對應十二種負面情緒」

	十二穴位	十二種負面情緒	位置說明
1	百會	恐懼、頭皮發麻	兩耳連線中點（督脈）
2	攢竹	憂愁、焦慮、雙眉緊鎖	眉頭邊緣、眉端骨陷中（膀胱經）
3	瞳子髎	緊張、眼皮跳	眼角旁〇・五吋（膽經）
4	承泣	抑鬱、悲傷	瞳孔直下、眼瞼半月圓正中骨邊（胃經）
5	人中	煩躁不安	人中溝上三分之一處（督脈）
6	承漿	自卑	頤唇橫溝中央（任脈）
7	俞府	成癮、心癮	鎖骨胸骨端下凹陷處（腎經）
8	淵液	猜忌、疑神疑鬼、心胸狹窄	腋窩正中直下三寸處（四橫指）（膽經）
9	庫房	抱怨、挑剔	鎖骨胸骨端上緣下二寸六分（約三橫指）與乳頭直上交會處（胃經）
10	膻中	憤怒	兩乳中心處（任脈）
11	氣海	怨恨（心靈能量最大聚集地）	肚臍下一吋五分（二橫指）（任脈）
12	乳根	內疚、羞愧	乳頭直下，乳房根部凹陷處

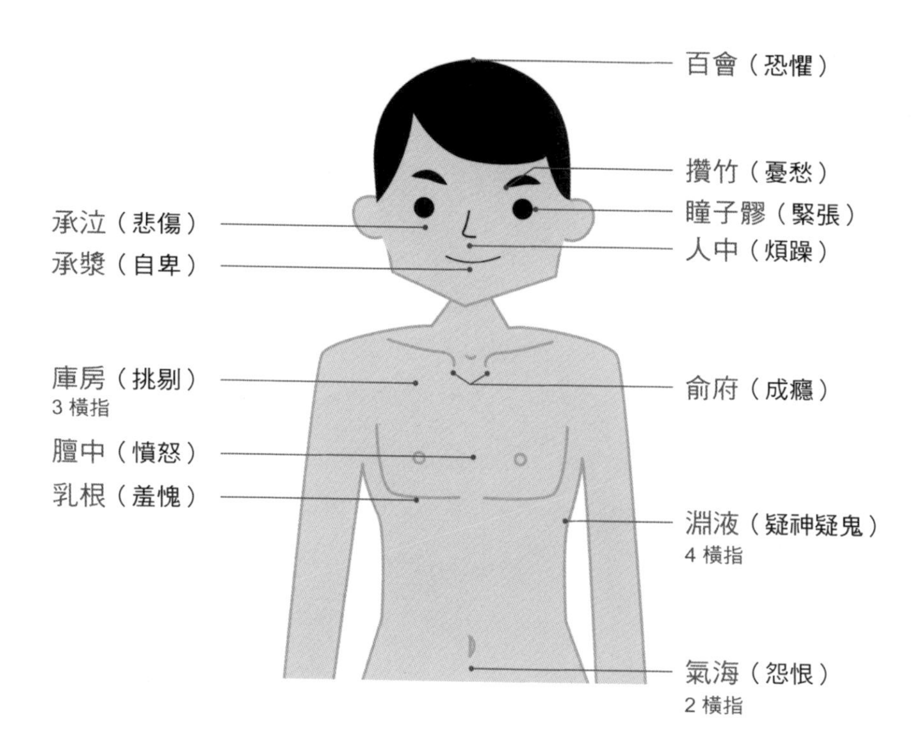

圖八　十二穴位，對應十二種負面情緒

◆**疏導方法：**上列十二穴位，雖然分別對應十二種負面情緒，但要消除任何一種負面情緒，都必須循環按摩這十二個穴位，雖不能遺漏，但可重點按摩於自己心中負面情緒對應的穴位，則可以事半功倍。

◆**按摩穴位：**直接向大腦邊緣系統，發送緩解恐懼的訊號，有效消除創傷後症候群、抑鬱、焦慮、自卑、憤怒和內疚等心理問題。

按摩時，先按後溪穴（握拳，小指側橫紋頭赤白肉際處，屬小腸經），並將自我肯定的話，重複三至五遍。肯定語的方式，舉例來說：「雖然我很恐懼（心中的負面情緒），但我依然從心裡完全接受自己！」

按摩的方式，先用手指按壓後溪穴，或用幾根手指尖，連續扣擊後溪穴，時間大約十秒。按完後溪穴後，接著按自己最在意的情緒穴，或依序按所有情緒穴，並在最在意的穴位按久一些。這些都是從量子觀點，來調和人體健康、生病和治療的理論。

若能維持身心靈的平衡，達到情緒平穩、經絡疏通的狀態，其實人是可以不那麼輕易生病，也不應該任由生病。

生病只是警告你，已經偏離來到人世間的初衷。正因為人來到世間都有其目的，或許是要完成某些任務，或者要除去自身某種習性、染垢。這些信息可能藏在大腦神經迴路，或腦神經細胞，成為長期記憶，漸漸的成為意識。

所以有些學者主張，**疾病發生在人的意識之中，而症狀會擁有意識所缺乏的東西**。比如，血液代表活力、骨頭代表堅定、頸部代表恐懼或焦慮、牙齒代表積極性或攻擊性、膝蓋代表謙遜、心臟代表情緒、胃代表感受，大腸代表貪婪等等。

各種器官都有其意義，舉例：容易蛀牙或牙周病，表示缺乏自信、做事不積極。因此生病時，除了治療肉體上的病痛，還要注意心理及情緒方面的問題，才能真正治好疾病，恢復健康。

無論是物質身體或能量身體，生命體都是一些物質、能量、信息和結構，皆存在於巨大的能量，和信息的虛空中。前沿科學表明，當改變能量場時，就已改變了這個場域中的原子，我們是由這些原子構成的，我們的心產生不同的感受，經過這些不同的感受，可以改變自身的能量場，因為在能量場中物質會互相連繫，所以就改變了我們的現實生活。

如此，人真的是不需要生病，也不需受煩惱、貧困之苦，因為命運的創造者，是心靈而不是物質，命運的本質亦然。所以，真正的改變命運，指的是內在心靈的改變、提昇，而不是外在物質的追求。

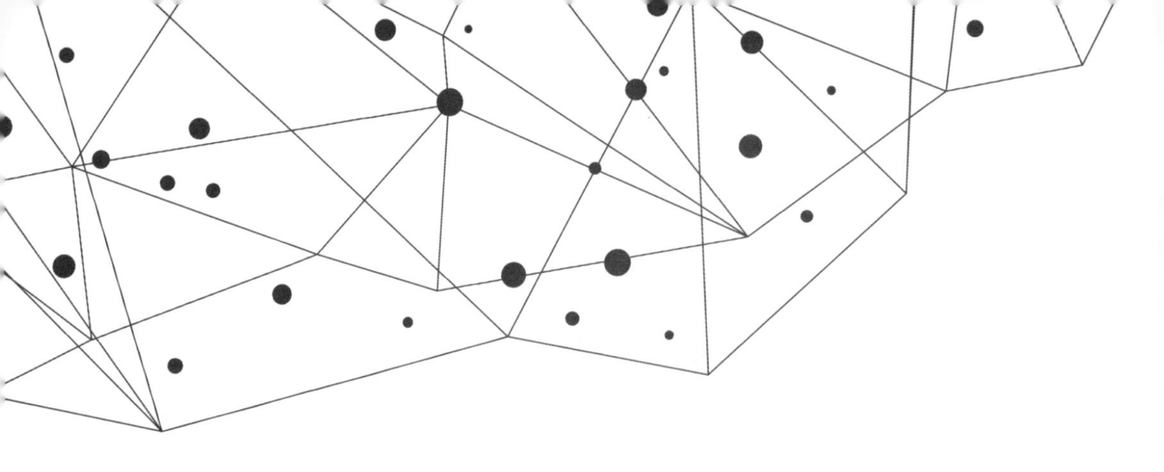

3-2 鄰虛塵，追溯量子的最早說法

綜觀整個人類發展歷史，量子的觀念，並非始於一百多年前。

早在兩千五百多年前，釋迦牟尼佛於《楞伽經》已提到，所有有情物、無情物，大如宇宙、星球、萬物，小如微塵、細胞、細菌，皆由地、水、火、風四大元素所組成。

地、水、火、風，皆是鄰虛塵

四大元素也存在有情身中，如「地大」即堅硬之物質，在人體中就是骨骼、毛髮、指甲、皮、肉等；「水大」就是血液、淋巴、尿等液態物質；「火大」就是溫度、能量等；「風大」就是空氣、氣體、呼吸之氣、體內受持的氣體，及能動的能轉的體性、成長、血液循環、神經傳導等。

四大的性質有別，錯綜複雜，變異萬端。每一大種也和其餘三大種互有含攝[註18]，互相作用運行。人體內每一大種皆含有基因，不同的生命體，依業力果報，得到不同之基因，導致不同的色身差別。

接著，釋迦牟尼佛又說：「**地、水、火、風四大元素之極微（最小單位）稱為『鄰虛塵』皆是圓形**。為什麼諸圓形聚集而成四大元素？進而成為團、塊、水、暖等，而在有情身中則凝聚為髮、毛、齒、爪、筋、脈、血管等等，這說明地、水、火、風四大元素，與真如[註19]之間有密不可分之關係，即所謂能持與所持也。」

以上這段釋迦牟尼佛所說的「鄰虛塵」又是什麼呢？古代一般都將很小的東西稱為塵，顧名思義，**鄰是「鄰居、隔壁」**，**虛是「非實體、無、空虛」**，**塵是「實體、物質、微小之物」**。

如果用現代的話來說，「鄰虛塵」就是一種「有實體，但又具非實體性質的元素」，因不知如何稱呼，故以「鄰虛塵」名之。這名字實在妙絕了，比量子的名稱強多了。

光看「量子」如果不解釋不知是什麼，但看到「鄰虛塵」這三個字，就能猜到，大概是「真真假假，假假真真」混在一起，不知是什麼的一種東西，而這就是「量子」的概念。

18 含攝：美國教育心理學家奧斯貝（David P. Ausubel）認為個體擁有主動將訊息組織成階層結構的傾向，以解決外界所引起的認知失衡，整體就稱為含攝歷程（subsumption process）。

19 真如：佛教術語，又譯為如實、如如、本無、如，一般解釋為法（dharma）的本性，即法的真實本質，也就是法的真實自性。

鄰虛塵，正是量子概念

量子是近一百年來，物理學界發現到的新名詞，本來是想要知道物質最小的單位是什麼，卻沒想到分析到最小單位的「東西」竟然不是「東西」？

一下子像物質，一下子又變成了能量，似乎是能量、物質同時存在，又如同能量、物質是鄰居，來來去去飄忽不定，對於這種不知是什麼的什麼，無以名之，故稱為「量子」。

而釋迦牟尼佛在兩千五百年前就用「鄰虛塵」這三個字，將量子的概念，解釋得清清楚楚。釋迦牟尼佛的智慧，比人強太多太多了，而能夠將原始印度文，翻譯成如此傳神的高僧，也真了不起！釋迦牟尼佛又說，這種最微小元素「鄰虛塵」的形狀是圓形，相對於現代科學仍不知「量子」的形態，或許可以朝圓形的概念去突破。

祂又說為什麼諸圓形的「鄰虛塵」能聚集成為地、水、火、風四大，進而成為團、塊、絲、水、暖，造成萬物。而在人體中則成為毛、髮、齒、爪、骨、皮、肉等，皆可以解釋。

其中，「四大」和「真如」有著很深之關係。換句話說，為什麼「鄰虛塵」會變成萬物及有生命之物，都是由於有「真如」。「真如」才是主因，「鄰虛塵」只是材料而已，只是助緣而已，幫助我們揭開生命之謎。

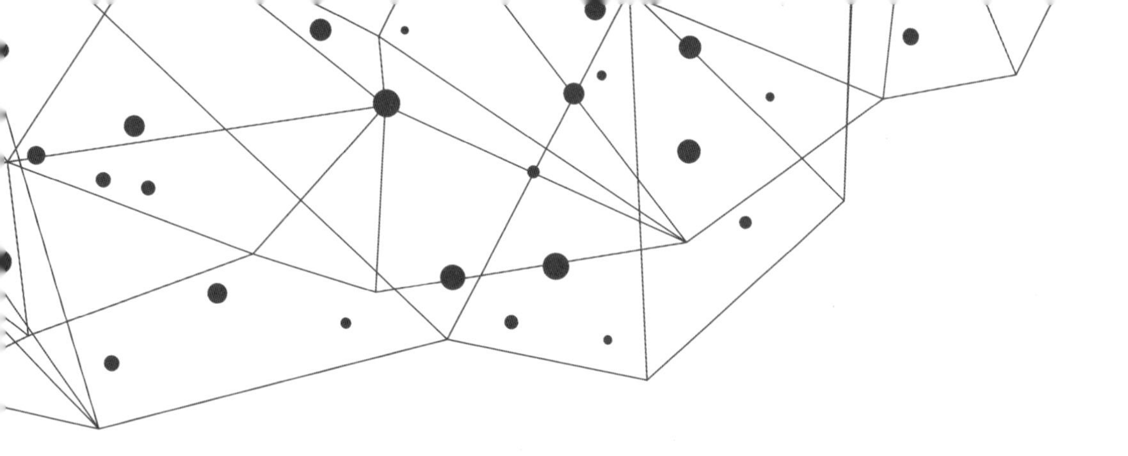

3-3 視聽嗅味觸，醫學生理學的解釋

宇宙萬法、萬物、生命是如何形成的？什麼時候形成的？什麼時候會滅亡？

宇宙，指的是四方上下、古往今來，宇宙是時空的總和。從量子物理學來看，量子力學，闡明了深層的因果法則，由於時間的糾纏現象，讓時間和空間有了平等的立足點，過去、現在、未來並非是直線的，時間或許只是一種幻覺。

宇宙何時形成或滅亡，也許真的是無解，只是庸人自擾。

視覺，接受電訊信號

從人體的結構來看，眼睛是接受外來的感光器官。

來自外界的光、色、形等視覺情報，由視網膜轉變為人體能夠接受的電訊信號。視網膜相當於底片，能將映在上面的信號變成影像，並將信號傳送到大腦枕葉的視覺中樞，然後產生視覺，而有「看到」的感覺。

（請參閱圖九）

所以人並非直接看到外界的影像，而是經過視網膜改變成個人能接受的電訊信號，才有「看」的感覺。人類能夠看到的可見光波範圍很窄小，如果個人可見光波較寬闊的話，就可以看到別人看不到的東西，而一般人也較傾向看想看的東西。因此就算看到同樣的東西，每個人還是會有不同的解讀。

聽覺，聲音的振動波

聽覺也是一樣，由外耳道傳來，空氣的振動波，傳到外耳與中耳之間的鼓膜，這種聲音的振動波，藉著鼓膜、耳小骨（鐙骨、砧骨、鎚骨），傳送到內耳，經過耳蝸前庭階（呈螺旋狀充滿淋巴液）的鼓階，而到達第二鼓膜。

過程中，耳蝸管中的柯蒂氏器（Organ of Corti），有感受聲音的毛細胞，將**振動改變成電訊**，經由耳蝸神經（聽覺神經），再傳送到顳葉的聽覺區，因而有聲音的感覺。

原理和視覺一樣，如果個人的聽覺頻率較寬，或較窄，或構造異常，聽到的聲音就不一樣，所以也存在著個人差異。（請參閱圖十）

嗅覺，氣味物質融入感受器

嗅覺是因為，鼻腔最上部的黏膜的嗅上皮，裡面存在著嗅細胞、支持細胞和鮑曼氏腺（嗅腺）。

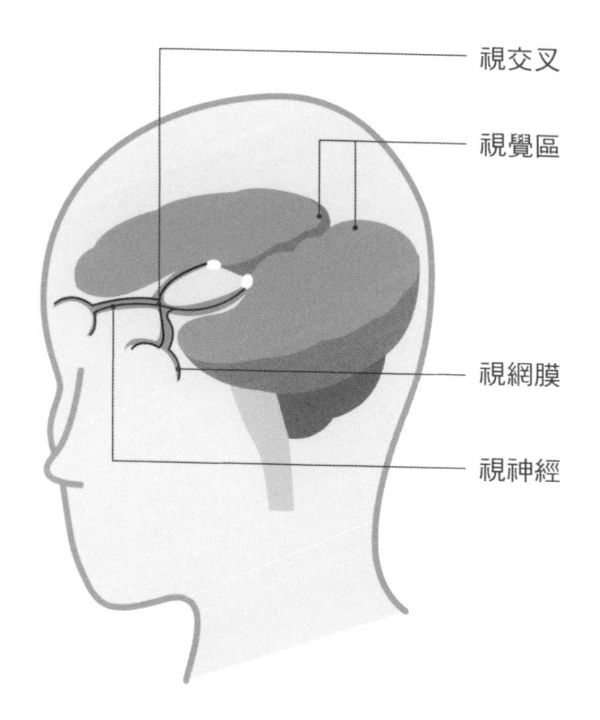

圖九　視覺通往大腦的路徑

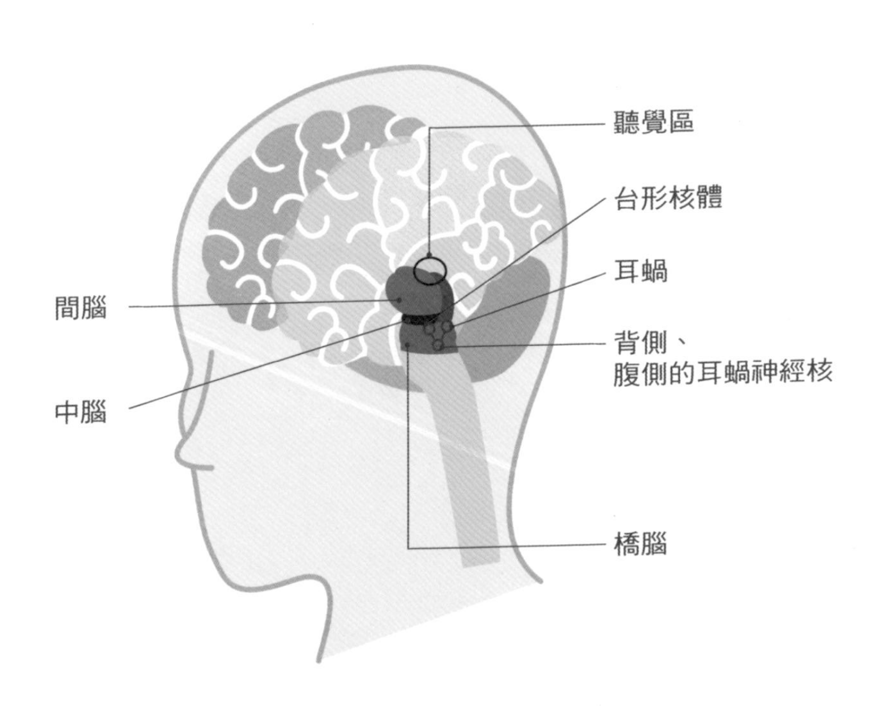

圖十　聽覺通往大腦的路徑

鮑曼氏腺所分泌的黏液，覆蓋嗅上皮的表面，嗅細胞上的嗅毛（olfactory hairs）埋在黏液中。而**空氣中的氣味物質，融入黏液和嗅毛的感受器，結合而產生嗅覺。**

自然界有二萬種以上的氣味物質，其分子的立體結構，和嗅毛的感受器構造一致時，就會刺激嗅毛而發出信號，然後經過嗅球中的神經迴路，其處理的氣味情報，經過嗅徑（olfactory tract）到達大腦邊緣系統，和額葉嗅覺中樞，感覺到氣味。

氣味的感覺不僅會產生意識，也會影響感情及本能。每個人的氣味感覺不同，即使同一人，也會因年齡和身體狀況而改變。而同一種氣味，也會因濃度不同而有別。（請參閱圖十一）

味覺，紡錘狀的刺激

味覺又是怎麼產生的？舌頭的黏膜，有四種舌乳頭（lingual papillae），其中一部分含有味蕾（taste buds），在軟齶（soft palate）、咽（pharynx）、會厭（epiglottis）和食道上方，也有少許味蕾。

味蕾位於黏膜上皮，呈紡錘狀，前端有味孔（gustatory pore）和口腔相通。一個味蕾含有三十至八十個味細胞，味細胞的前端有味毛，味毛上的細胞膜感受器能接受味道，並將味覺的刺激，傳到味覺神經。傳遞味覺的神經，在舌前三分之二，是顏面神經的分歧，稱為鼓索神經，在舌後三分之一是舌咽神經，能將味覺傳到額葉，和頂葉的下端味覺區，產生味道的感覺。

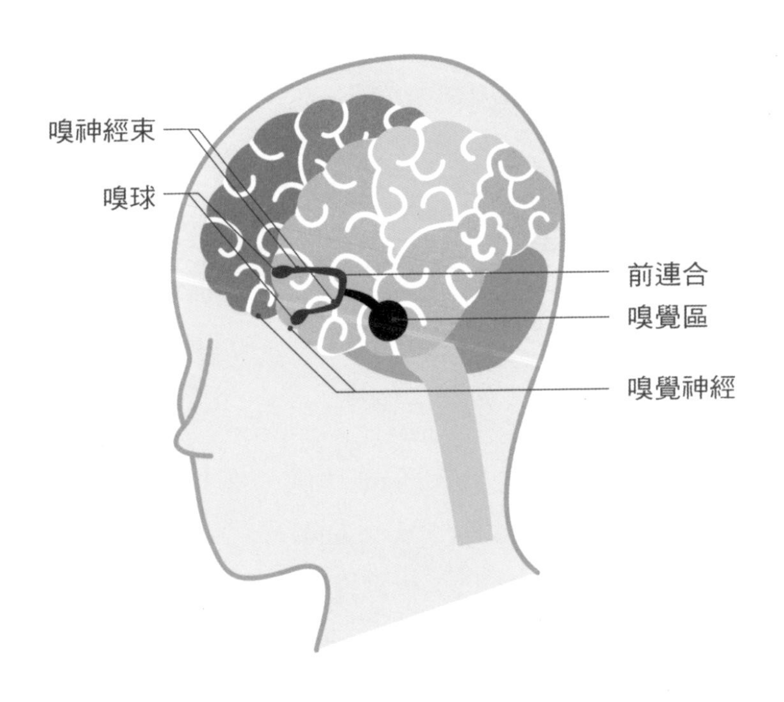

圖十一　嗅覺通往大腦的路徑

如果味蕾的數目較少，則味覺較遲鈍，也比較不怕辣。相反的，味蕾較多時則較敏感，可以嘗到較多味道，所謂超級品嘗師、品酒師，或某些不喜歡吃蔬菜的小孩，有可能是超級味覺者，他會覺得某些菜的味道難以下嚥，所以要先弄清楚，不需一味責怪！（請參閱圖十二）

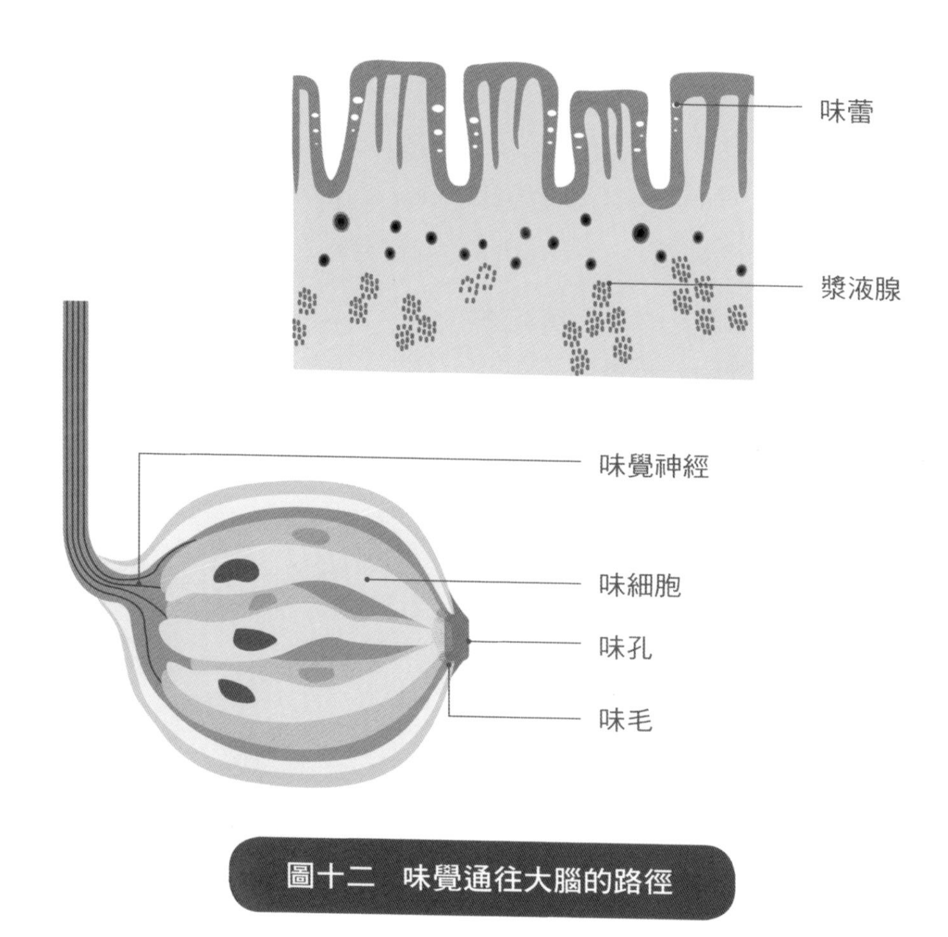

圖十二　味覺通往大腦的路徑

҉ 觸覺，髓鞘細胞接收器

至於身體的觸覺、痛覺或冷熱感覺視神經分佈皮膚，可以捕捉觸覺、溫覺、痛覺等感覺。

沒有髓鞘（myelin sheath）[註20]顯露在外的裸露神經末梢，有感覺痛覺、觸覺、溫覺的自主神經突觸及感覺觸覺的觸覺小體（Merkel disk）。髓鞘由髓鞘細胞的細胞膜組成，感覺神經末端環繞特殊細胞，形成感覺接受器：感覺觸覺的 Meissner 氏小體（Meissner's corpuscles）、感覺深部壓覺和震動的 Pacinian 氏小體（Pacinian corpuscles）、感覺皮膚拉扯引起緊繃感的 Ruffini 氏小體（Ruffini's corpuscles）等。

以上所提到的視、聽、嗅、味、觸，就是一般人所認為的見、聞、覺、知，在醫學生理學上的解釋。

҉ 見、聞、覺、知，全息電視的表演

由以上文獻瞭解，所謂看到、聽到、聞到、嚐到、觸到，都需有眼睛接收到外界的光波、耳朵接收到聲波、鼻子接收到氣味、舌頭接收到

20 髓鞘：由許旺細胞（Schwann's cell）或其它類型的神經支持細胞所形成，包裹在某些神經元的軸突外，具有絕緣作用並提高神經衝動的傳導速度。髓鞘有三種主要功能：一是支持軸突與周圍組織，例如相鄰的軸突之間的電氣絕緣，以避免干擾。二是通過「跳躍式傳導」機制來加快動作電位的傳遞。三是在一些軸突受損的情況下引導軸突的再生。

味道、皮膚接受到刺激、冷、熱、痛等，這些共同點就是眼、耳、鼻、舌、身，接觸到外界的色、聲、香、味、觸之電訊波動時，將外界的信息，轉變成適合自己身體接收到的信息模式，才能產生真正的認知。

換句話說，看到、聽到、聞到、嚐到、觸到的感覺，是由眼、耳、鼻、舌、身，這些器官將外界的色（顏色、形體）、聲（聲音）、香（各種氣味）、味（各種味道）、觸（各種刺激，如冷、熱、痛、壓）等資料電訊情報，經相關細胞、組織轉化成自身能接受的信息後，再由神經，將信息傳到大腦相關部位，經過統合、分析、整理後，才會形成見、聞、覺、知。

因此，**看到、聽到、聞到、嚐到、感覺到的，都不是真實的外界**，不是第一手資料，皆是經過身體內部加工後的第二手資料。所以人類從來不曾真正接觸到外面的世界。

由於每個人的身體結構不一樣，從外界得到的信息就不盡相同，因此被自身改造後的信息差距更大。由這些二手信息，經大腦統整後的所謂「思想」、「意識」，甚至「我」，真的就是「真實的我」嗎？實在值得懷疑。

如同每個人就是一個電視台，用攝影機等道具，收錄許多影像、聲音等等，經過自己編導、製片、放映，然後再看自己製作的電視節目。這些電視節目，就是自己每天接觸的外界，所以每個人都是隔層紗看世界，或戴著有色眼鏡看世界。

每個人都是個體戶，都有自己的「意識」、「意見」，都有自己認知的獨特世界。所以每個人看到的感覺，都是「自以為是」的世界，皆非「第一手」的世界。

因為一般人以為看到、聽到、嗅到、嚐到、感覺到、想到、意識到的，就是整個世界，其實並非如此。這一切皆只是無限的能量場、無限頻率範圍中，極其微小的一個頻率範圍，有點像全息電視[註21]表演。

因此，堅持己見，或過於執著，都是沒有意義的事。

從另個角度來看，我們身體的細胞，或活在體內的細菌、微生物等，時時刻刻、每一剎那都在變化，都在生生死死、死死生生。每個人的思想、妄念，更是瞬間千變萬化。我們每天接觸到的人、事、物，也是時刻在變化。

如果深入觀察，你會發現到，就算每天走同一條路，路上經過的車子，每個時刻都和昨天不一樣，連空氣的成分也分秒變化中。即使遇到同一個人，穿的衣服和昨天不一樣，想法也不一樣。進而，我們住的地方、城市、地球、星空、宇宙，無論是物質世界或能量世界，有情或無情，也分分秒秒在改變。

這就是現實，這就是無常，但幾乎沒有人會去注意。我們每天都看

21 全息電視：由約一百萬片反射片組成，並由電腦控制的反射片的角度，能以每秒數千次的頻率發生變化，改變反射或偏轉的光束的角度，從而形成活動的畫面。

到太陽下山，太陽沉入大海，好美的景色。其實太陽如如不動，動的是地球，真的是「太陽下山」、「太陽沉入大海」嗎？看到的只不過是假相、幻影。

同理可知，如果從外太空看地球有一半的城市和人是倒立的，但我們從來都沒有這種感覺。因為大家都是「顛倒想」、「顛倒看」，跟著「感覺」走，跟著「感覺」活，也跟著「感覺」滅亡，跟著「感覺」度過生生世世啊。

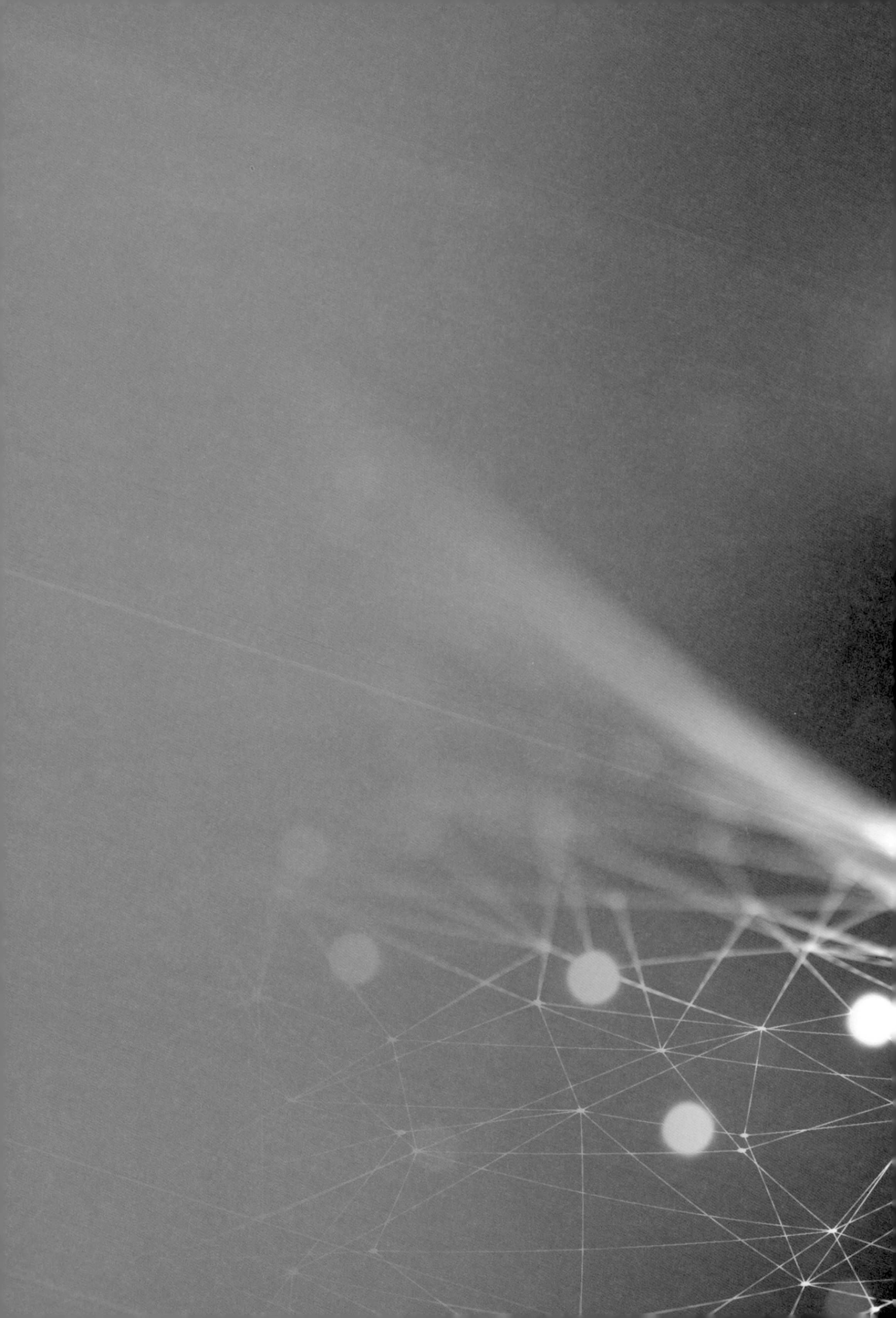

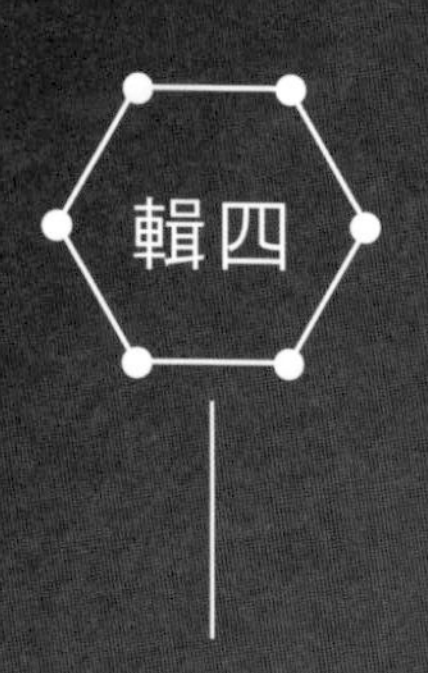

生命之謎
量子糾纏的具現

我們晚上睡覺時作夢，白天其實也如在夢幻中。就因為我們的第六識，認為外界的一切皆真實。因此，唯有破除意根之迷。

如果意識和意根皆具正知、正見，就可以遠離迷的境界，不會受到邪知邪見所迷惑，脫離輪迴。

每個人心中都有蓮花，蓮花象徵眾生的本心、實相。想要蓮花能出頭，就要有能耐從污泥中鑽出來！剷除心中污垢的最好方法就是多修智慧、多作福德，多累積福德。

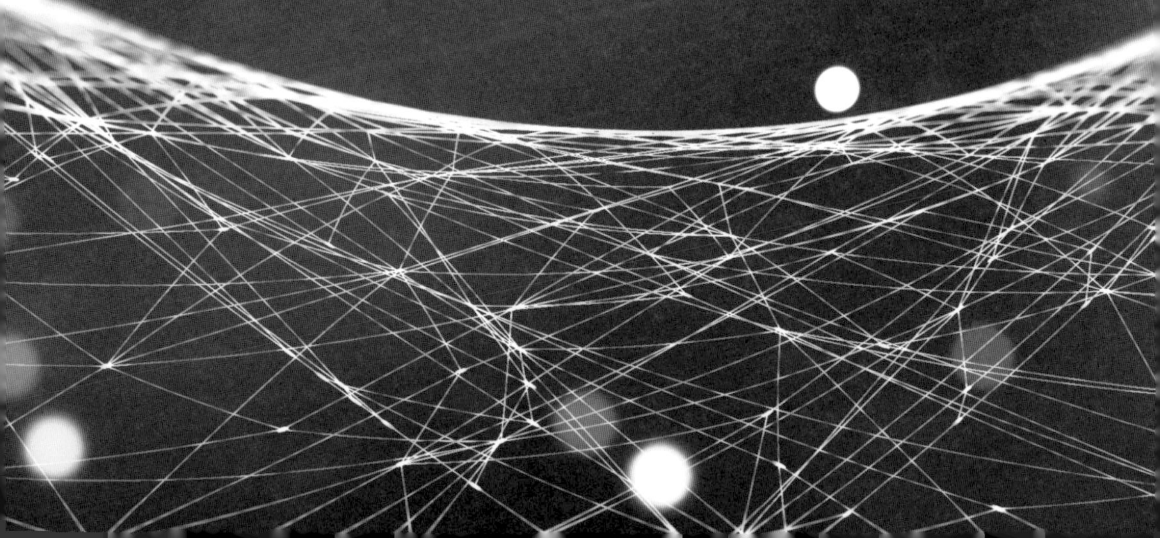

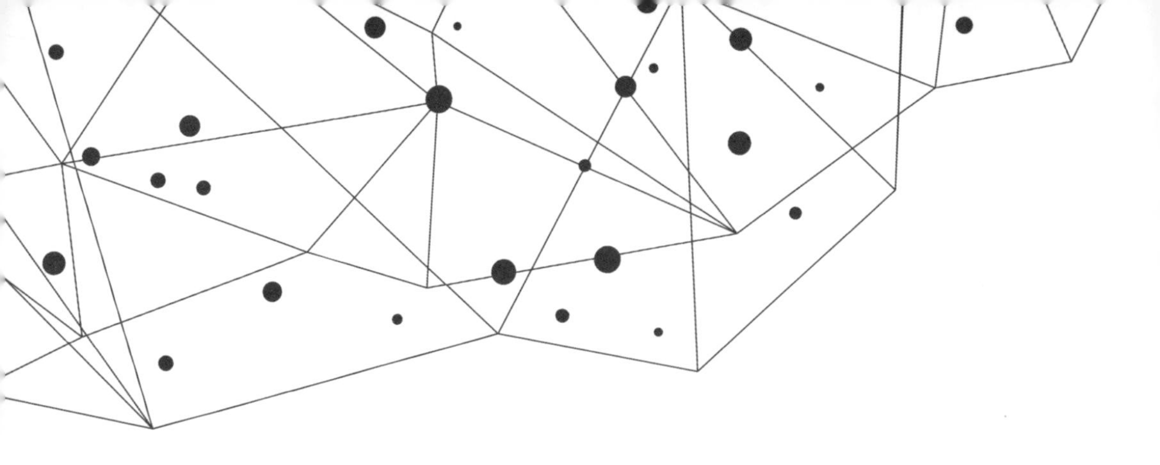

4-1 揭開宇宙生命之謎

宇宙是怎麼來的？何時生？何時滅？人又是從哪裡來的？什麼時候出現，會滅亡嗎？是猴子變的嗎？那些猴子什麼時候會變成人，或者人會變回猴子嗎？

法國哲學家笛卡兒說：「我思故我在」，那麼有見、聞、覺、知，能思考的就是「我」嗎？一旦晚上睡覺進入深沉睡眠，或昏迷失去意識無思想時，「我」就不存在了嗎？那人不就是每天都有不存在的時候了嗎？就變成「無我」了嗎？

我即我腦？有腦就是我？

荷蘭阿姆斯特丹大學，醫學院神經生物學教授，同時也是醫師的迪克．斯瓦伯博士則說「我即我腦」，所以有腦的人就是「我」嗎？這一切和「量子」或「鄰虛塵」有關聯嗎？

釋迦牟尼佛說，構成有情眾生，或物質的基本單位就是地、水、火、風四大元素，而四大元素的極微就是「鄰虛塵」，也就是現在稱為「量子」的東西。這些「鄰虛塵」為何會凝聚成團、塊、絲、水、暖而在身體中則凝聚成髮、毛、齒、爪、筋、脈、血管等，而有生命現象？這都證明「鄰虛塵」或四大元素和真如之間有極大的關係。

也就是說，「鄰虛塵」或「量子」並不會自動組裝成岩石、星球、樹木或人體生命，其真正的主角，是第八識。平實導師[註22]在他的著作《第七意識與第八意識？——穿越時空「超意識」》書中[註23]寫說：「這個如來藏[註24]是萬法的根源。為什麼是萬法的根源？我把祂作一個總結說：因

22 平實導師（1944 年——）：本名蕭黎仁，人稱平實導師，又稱平實居士，為台灣佛教團體正覺同修會及正覺教育基金會的創立者。

23 語出：平實導師《第七意識與第八意識？——穿越時空「超意識」》，二〇一三年正智出版，頁二九八。

24 如來藏：大乘佛教三大派別（中觀、唯識、如來藏）之一，又稱佛性、法身、自性涅槃、真如法性、實際、圓覺等。依據《大方等如來藏經》佛說：「一切眾生有如來藏，如彼淳蜜在於巖樹，為諸煩惱之所覆蔽，亦如彼蜜群蜂守護，我以佛眼如實觀之。」《央掘魔羅經》卷第四中佛陀之開示，一切有情眾生之身中都有如來藏，佛說：「我說道者，說何等道？道有二種，謂聲聞道及菩薩道。彼聲聞道者，謂八聖道；菩薩道者，謂一切眾生皆有如來藏。」因此，每一個有情眾生都有如來藏。

為祂出生有情。一切有情不論生在人間，生在三惡道，生在欲界天，生在色界、無色界天的五陰或四陰，都是由這個如來藏所生的，所以叫做『三界唯心』註[25]，三界境界都是由這個金剛心所生，如果沒有這個心，就沒有三界世間，所以說『三界唯心』。祂出生一切有情，然後才有萬法，所以祂是萬法的起源。這個如來藏金剛心也出生了世界，也就是出生了宇宙。宇宙是從哪裡來的？是因為有眾生的五陰，就會有宇宙；有眾生的如來藏要出生五陰，那當然就要先出生宇宙山河大地！那麼宇宙就是這樣來的；所以宇宙萬法的根源，就是這個能穿越時空的如來藏金剛心，宇宙就是由所有有情的如來藏心，共同變現出來的。」

同時，平實導師又寫到註[26]：「如來藏，阿羅漢們又叫祂作『色識』，就是說『祂是物質識，祂能接觸物質』。那為什麼他能接觸物質？因為祂有大種性自性。換句話說，祂有這個自性，能出生宇宙中的四大，所以宇宙中地、水、火、風並不是天然而有的，不是自然有，而是宇宙中所有的有情眾生的如來藏，共同變生出來的，所以阿羅漢說祂叫作『色識』。在大乘經典《楞伽經》中說，這個功能叫做『大種性自性』。祂

25 三界唯心：欲界、色界、無色界，三界唯一心，一切諸法皆由一心所變現，此外無別法。

26 語出：平實導師《第七意識與第八意識？——穿越時空「超意識」》，二〇一三年正智出版，頁三一三。

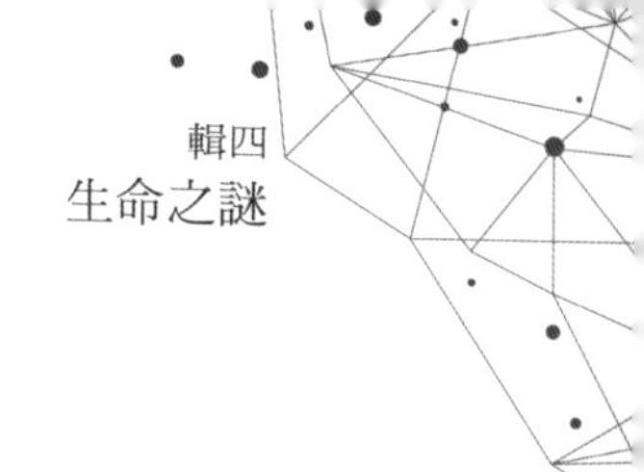

有大種性自性，是說祂能出生地水火風等四大種；那麼既能出生四大種，祂當然就能接觸四大種。因此祂入母胎中，就能接觸受精卵，然後就跟受精卵互相攀緣住，這個時候是『識緣名色，名色識緣』的最初步的開始，祂就離不開母胎了。好！然後借著這個受精卵，如來藏再從母體之中的血液裡，吸取地水火風，開始製造了這身體五根（眼、耳、鼻、舌、身，筆者按）；而意根（第七識或稱為末那識，筆者按）是無始以來，就跟如來藏同時存在著；那麼這時候再藉母血來製造五根以後，就六根具足了嘛！」

從以上論述，可知宇宙或人類是怎麼出現的？最根本的來源，就是「如來藏」，由共業眾生的如來藏，所共同變現出來的。

十二因緣，成、住、壞、空

那麼，宇宙和人類及各種生命是何時出現的？有多久了？何時滅亡？佛經上說是無始無終，根本就沒有開始，所以也不會有結束。探討宇宙何時形成有多大，何時滅亡是沒有答案的。

幾年前有一大新聞，提到大約一百三十八億年前，宇宙大爆炸時，以兆分之一秒爆脹後之重力波，已被測到。其中，參與研究計劃中的一位科學家來自台灣。

有人認為這就是宇宙的起源，其實這只是我們居住的這個地球，以及周遭的星球星系，最近一次形成時的成、住、壞、空過程中的一部分而已。

因為類似這樣的大爆炸，不知有多少。我們如今看到的銀河系，只是無量無邊廣大世界中之極小部分。

釋迦牟尼佛在《楞伽經》中也提到，將牛角分析到最小單位成極微之物時，再加以觀察，會看到組成牛角的地、水、火、風四大元素，都是剎那變異，而且連續不斷地變化，但不會消失，**質量轉變而不消滅**。

同理，色陰物質雖有散壞，只是形處散壞，組成色陰之地、水、火、風，漸漸分解成為微塵，此極微四大永不壞滅，依然存在宇宙之中，四大之極微元素永遠不空。

如果用現代語來講，就是所有的物質分析到最小單位就成為量子，（即佛所說的極微「鄰虛塵」），量子依然存在宇宙中永不壞滅。所以物質壞了或消失了，只是改變其形態而成另一形態。

那麼，有情眾生或人類也是無始無終嗎？佛法中有十二因緣，與三世因果之說法。十二因緣或十二緣起，是解釋有情生死流轉的過程。

十二因緣分別是：一、無明——貪、嗔、癡等煩惱為生死的根本（惑）；二、行——造作諸業（業）；三、識——業識投胎（苦）；四、名色——但有胎形，六根未具（苦）；五、六入——胎兒長成眼、耳、鼻、舌、身等六根的人形（苦）；六、觸——出胎與外境接觸（苦）；七、受——與外境接觸，生活苦樂感受（苦），三至七即為現在五果；八、愛——對境生欲愛（惑）；九、取——追求造作（惑）；十、有——成業因，能招感未來果報（業），八至十為現在三因；十一、生——再受未來五蘊身（苦）；十二、老死——未來之身又漸老而死（苦），十一至十二為

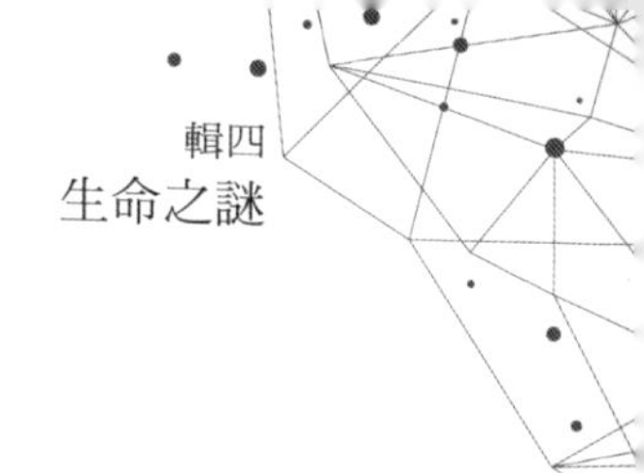

未來二果。

十二因緣、三世因果，指的是過去世的兩個因（無明、行）造成現在這一世的五個果報（識、名色、六入、觸、受）。

由於這些果報又產生了一些和前世同樣的貪嗔癡煩惱因，結果又去投胎輪迴，如此重複一世又一世。

解脫道，遠離輪迴

十二因緣是釋迦牟尼佛出世弘法時，初期對眾生提出的法，是為對應當時眾生需求而宣示的法。

十二因緣法是解脫道，可以讓眾生很快的就能脫離三界（欲界、色界、無色界），不再輪迴。

簡單說明如下，佛法強調一切有情眾生（含人類）都有「八識」，即眼識、耳識、鼻識、舌識、身識、意識等一般所認知的六識之外，還有第七識稱為意根，也稱末那識，和第八識又稱阿賴耶識、異熟識、無垢識、入胎識、如來藏、真心、真如、真我等等。

五陰十八界

此外，還有五陰十八界之說，五陰亦稱為五蘊，陰是遮蓋，蘊是匯集。五陰或五蘊，就是「色、受、想、行、識」，五陰或五蘊的意思是說「色、受、想、行、識」這五種法能遮蓋眾生，發起解脫智慧而無法脫離生死，且這五種法都是眾法匯集而成的假合之法。

色陰（蘊）是色法，色即物質。其餘受陰、想陰、行陰、識陰（蘊）是心法或稱為「名」，即非物質之法。

◆**色陰（蘊）**

色陰（蘊）是由地、水、火、風，及動轉的能量所造成，就身體來講，就是色身、人體。

◆**受陰（蘊）**

受陰（蘊）就是我們的感受，有苦受、樂受、不苦不樂受。

◆**想陰（蘊）**

想陰（蘊）即心取相，想亦是知，知青、黃、黑、白、知苦、樂，可分為細想——如對境界的了知，為顯境名言；和粗想——如語言、文字為表義名言。

◆**行陰（蘊）**

行陰（蘊）可分為三種，一、身行：可分粗——外相較動態，如跑、跳、碰撞；細——外相較靜，如寫字、讀書；極細——如呼吸、心跳、新陳代謝等。二、口行：粗——說話、唱歌、喧嘩、粗口、叫罵等等；細——腦中泛起語言文字，思惟法義、默念佛號等不形於外的口行；極細——無語言文字的了知，如在非想非非想定中，意識心已不返觀自己是否存在，卻仍還有極細微的了知性。三、意行：心中想念、想，通常是指涵蓋意根與意識的心行而言。粗——如覺知心，攀緣而愛著於五塵的粗重行陰，

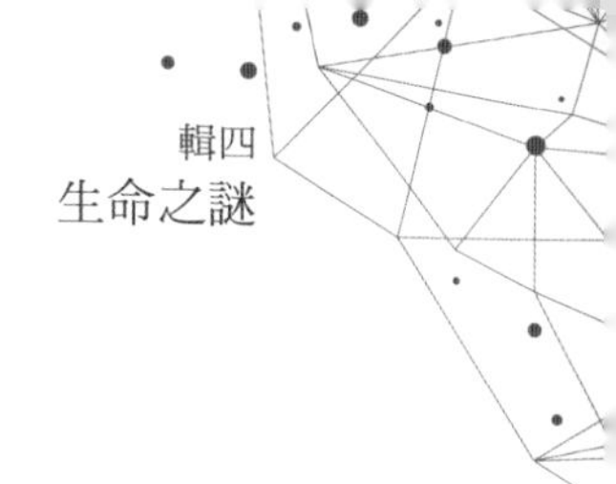

或與貪嗔相應的意識心行等；細——如欲界定、未到地定或初禪等至位中的離念靈知心；極細——無想定時六識已斷，只剩意根的心行還在運作。

◆識陰（蘊）

識陰（蘊）是什麼呢？釋迦牟尼佛曾說過：「彼云何名為識陰？所謂眼、耳、鼻、舌、身、意，此名識陰。」又說：「云何名為識？所謂識：識別是非，亦識諸味，此名為識也。」

所以「識」指的是眼識、耳識、鼻識、舌識、身識、意識等六識，其功能就是能了別是非、能了別色、聲、香、味、觸、法六塵境界種種法味的覺知心。

比如能了別苦樂、對錯、了別食物的味道、藝術的韻味，了別佛法義理的離念靈知心等都是「識諸味」，是識陰所攝的意識，皆為有生有滅的虛妄法。

因為識陰六識心的自體與自性，是藉著根與塵為緣，而從入胎識如來藏中出生的。

◆六根

「根」，指的是眼根、耳根、鼻根、舌根、身根、意根等六根，除了意根是心法外，其餘五根為色法。眼根、耳根、鼻根、舌根、身根五根，即是身上的五種器官，也是出生五識的根本，故名為「根」，包括了「浮塵根」與「勝義根」。

「意根」指的第七識末那識，屬心法，並非一種器官。意根較隨性，常依自己習慣去做事，非常執著又固執，最後做決定的都是意根，藉由大腦中的覺知而完成思量。

意根是無劫以來跟如來藏同時存在，卻由如來藏所出生，所以也是所生法。除非意根入無餘涅槃，否則永不壞滅。而能穿越時空的只有一個心，就是金剛心如來藏，因意根就跟著如來藏，所以能穿越時空，但意根卻是可滅的。

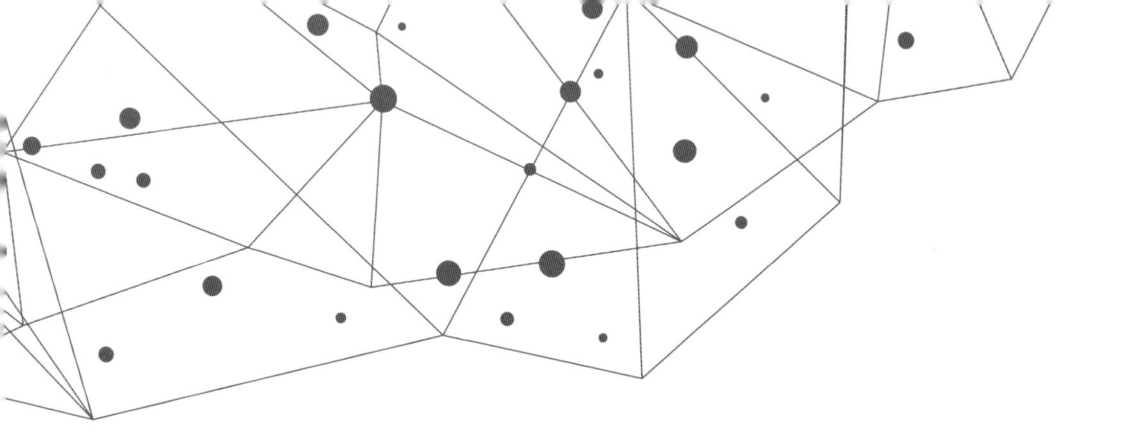

4-2 虛實跨「界」，人生如夢如幻？

十八界，指的是「六根」（眼根、耳根、鼻根、舌根、身根、意根），加「六塵」（色塵、聲塵、香塵、味塵、觸塵、法塵），再加上「六識」（眼識、耳識、鼻識、舌識、身識、意識）。

「界」就是功能差別，所以十八界就是有十八種功能差別。六根加六塵稱為十二處，處即出生之義，即由六根六塵出生六識。而六根、六塵、六識便合成十八界。

五陰十八界，構成人身要素

五陰（蘊）十八界的色是物質，受、想、行、識屬精神，六根對六塵產生能了別境界的眼識、耳識、鼻識、舌識、身識、意識進而有見、聞、嗅、嚐、覺、知等功能。所以五陰（蘊）十八界，乃是構成人身的要素。

以眼睛如何能看到物體來說，依佛法解釋，最先由眼根（眼睛）接觸到外界的色塵（光波、物體、形狀等，塵又有染汙之義，因能染汙人們清淨的心靈），而色塵也稱為外相分。

這些色塵或外相分，被送到眼的視網膜，然後經相關神經，再傳到勝義根註[27]（大腦）的視覺區，如來藏就在此區，將傳來的外相分變現出內相分的色塵影像。

緊接著，意根也在此接觸到色塵的法塵相，因意根無法了別，於是意根要意識與眼識來了別。意根就透過意識把眼識叫過來了別色塵，然後在大腦皮質視覺區，示現看到的影像，而產生「看」的感覺。其他的耳識、鼻識、舌識、身識，也類似同樣的機轉。

所以十八界中的六塵，講的是各人自己的內相分六塵，不是外相分六塵，因此法塵也是由自己的如來藏變現的，所以要有意根和法塵相觸，才會有意識種子。法相宗將阿賴耶識中，能生一切法的功能，叫做「種子」。說它好像植物的種子能開花結果。註[28] 從如來藏中流注出來，才會出現覺知心。

27 勝義根：佛教術語，指的是眼、耳、鼻、舌、身、意等六根中的前五根。五色根有兩種：一是浮塵根、另一則是勝義根。
勝義根屬於色法，也是色蘊，由四大淨色所組成，相對於浮塵根在有情身外表，勝義根是不可見的色法，因此又稱淨色根，但能因完整的五根為緣於根塵觸而顯發出生六識。

28 語出：《佛學常用辭彙》，頁五一七。

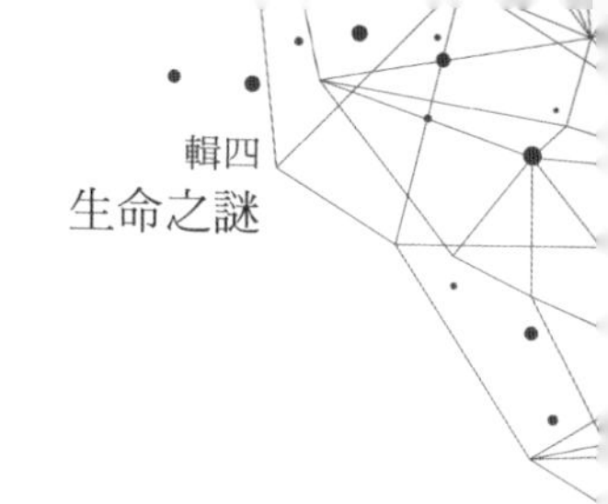

法塵就是較精細的**五塵（色塵、聲塵、香塵、味塵、觸塵）**，所以法塵在五塵中出現，在形色（長短、方向、粗細）、表色（行來去止）、無表色（氣質、神韻）裡面。見聞覺知心要靠五色根（眼根、耳根、鼻根、舌根、身根），接觸外五塵（色塵、聲塵、香塵、味塵、觸塵），再加上意根（第七識或末那識），接觸內相分中的五塵各自顯現出的法塵，才能使意識種子，從如來藏中流出來，而產生覺知心。所以我們所謂的看到、聽到、嗅到、嚐到、感覺到的，只是自己的內相分五塵；覺知心並沒有真正地看到、聽到、嗅到、嚐到、感覺到外境。

因此，我們日常生活中，所看到、聽到或感覺到的，皆是自己的如來藏，藉著自己的五根，所變現出來的內相分。也就是說，從無始劫來，人們根本就從未接觸過身外真正的五塵相。

晚上睡覺時作夢，白天也如在夢幻中

白天時，五根接觸外五塵的外相分，然後將外相分，各自送到大腦（勝義根）相關的皮質區後，再由自己的如來藏，將外相分轉化成內五塵相分和法塵，因意根想要知道法塵內容，於是意根從如來藏所收藏的無數種子中，調出相關五識（眼識、耳識、鼻識、舌識、身識）和意識來辨認，知道六塵內容，繼而出現見聞覺知和受、想、行。

晚上睡覺作夢時，只是缺少「意根想要知道五塵上的法塵」，這一步驟，其餘和在白天出現見聞覺知的過程一模一樣。

睡覺醒來時，知道夢境中的人、事、物皆幻化不實，也不會計較夢中出現的人、事、物，是何時出現何時消失。但幾乎沒有人，會把在白天出現的人、事、物，或見聞覺知，當作是白日夢，是幻化不實，覺得白天發生的一切，皆真實不虛。

於是，也從未注意到白天出現的見聞覺知，不是第一手資料，是二手貨，如前述。所以，我們晚上睡覺時作夢，白天其實也如在夢幻中。就因為我們的第六識，認為外界的一切皆真實，非常實在。

平實導師復於其著作《識蘊真義》註29寫到：「由有阿賴耶識心體及其種種無漏有為法上之自性功德，以及無始劫以來之無明與煩惱薰習，是故使得意根不肯自滅，常欲保持自我及六識性之存在，以遂行處處執取六塵，及處處作主之我性，是故意根促使阿賴耶識以『大種性自性』而執取受精卵及四大、而創造眾生之色身；復因此一色身圓滿具足故，能觸外五塵而現內六塵，時時流注六塵法相種子故，能令意根觸及法塵，復由意根之作意……等心所法，促使阿賴耶識流注識蘊……等種子，便使見性、聞性……知覺性生起與運作。如是事實，無始劫來世世如此；由此緣故，而有眾生世世所有之五蘊、離念靈知、有念靈知，見聞知覺性現前，不斷攀緣世間六塵萬法。由有識蘊六識故，復又輾轉出生世間萬法……出生文學、藝術、核子彈……乃至佛法等一切法。」

因此，意根無量劫來，受到每一世第六識的錯誤認知（無明）薰習，

29 語出：平實導師《識蘊真義》，頁三八七。

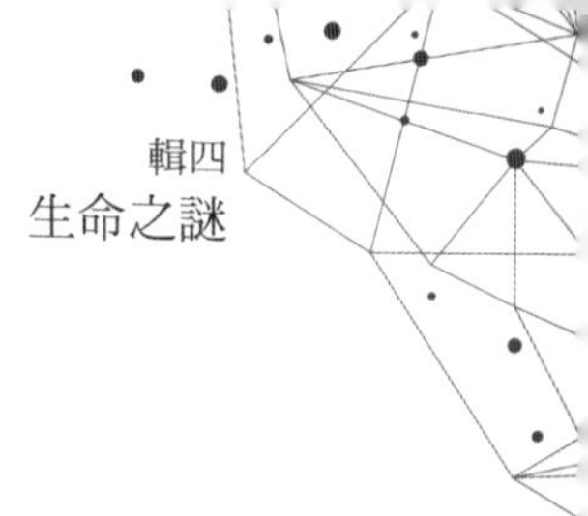

冥冥中已養成眼、耳、鼻、舌、身所接觸的外界器世間一切信息，都是真實的。所以，當這一世生命結束時，意根不想離開「自以為是真實的世間」，而起了「我執」拉著第八識去投胎，結果變成另一世。我們就這樣重複十二因緣中的每一步驟，度過生生世世。

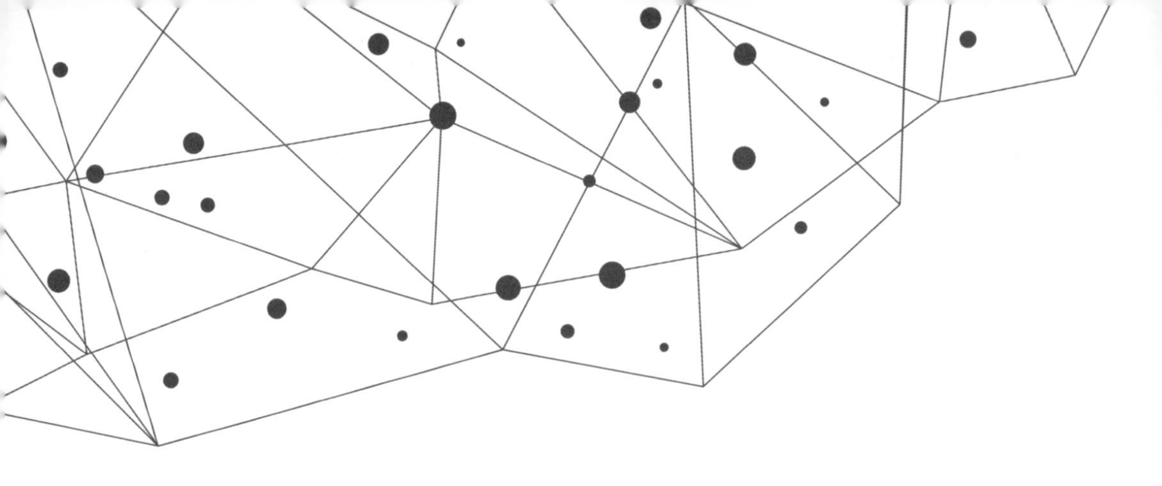

4-3 意根之迷，找到輪迴流浪的源頭

我們一直輪迴流浪的原因，是因為意根的錯誤認知，以為五蘊十八界真實，而執著不肯離開。

另一方面，意根的主要作用就是「處處作主」，可是意根的了別性很粗、很差，但能掌控意識，所以，意根往往把覺知心據為己有，而覺知心卻反過來教導意根，說作主的是覺知心，所以意根又認為自己就是覺知心。如此這般，意根就被覺知心所騙，因此若覺知心有錯誤認知，意根也會照單全收，以為是意根自己的主意而執著堅持！意根藉著意識帶累如來藏去投胎。而如來藏則藉由眾生的無明、業和煩惱，變生了眾生的身心和萬法。意根、意識就這樣因無明而繼續輪轉生死！

如來藏，恆而不審，好壞都收

意識和意根互為影響。因此，如果意識和意根皆具正知、正見，則容易修行乃至成佛，如果是邪知邪見，則輪迴不停，乃至淪落三惡道[註30]。

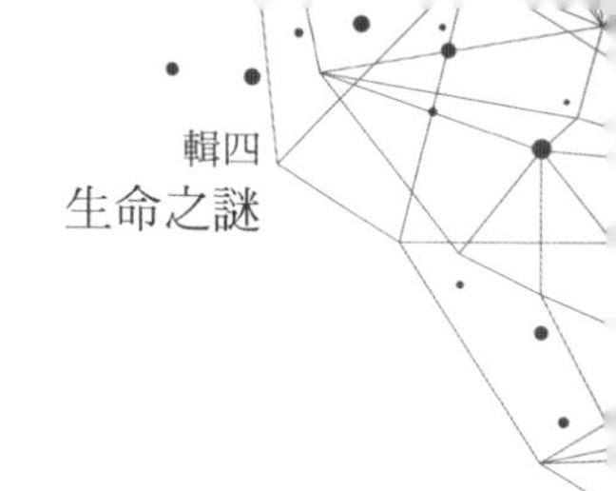

意根的屬性是「恆、審、思、量」，意識的屬性「審而不恆」，如來藏屬性是「恆而不審」。

前七識及六塵萬法皆從第八識而生，第八識離見、聞、覺、知，且不分別六塵萬法不生不滅，所以是「恆而不審」。

如來藏三個字，如果就字意來看，就是什麼東西都收藏，不管好的壞的，只要是自己做過的事，或起過的念頭，不分善惡好壞都收藏在如來藏中。所以，第八識，能收藏意識覺知心的種子（功能差別），能收藏六識心及色身的種子，能執持各類種子的心，因此才出生萬法，才能執持各類業種來實現因果律。

又因為第八識是無始無終，能貫穿過去、現在、未來三世，所以因果律並非只有一世。如來藏的體性之一為「異熟性（識）」註31，謂能持業種流轉三世六道。

30 三惡道：又稱三途、三惡道、三惡趣（趨），指三種不好的有情出生的處所，其中包含欲界六道中畜生道、餓鬼道，以及地獄道，與天、人、阿修羅三善道相對。
三惡道是六道之中環境及果報最惡劣的三種生處，皆因有情於往世之中造作不同差別的惡業為因，導致必須往生該處長時節的時間承受種種苦；更嚴重的果報是：三惡道的眾生一般而言是不能聽聞佛法而修習三無漏學，因而沒有機會能出生解脫惡業輪迴的智慧。若無往昔熏習佛法的智慧，於未來惡報受盡後的後世之中，仍會因再度造作惡業而又下墮三惡道的可能性仍極大，故稱作三惡道。

也就是說，每個人自己所作的善、惡業，不論多久、多少世，甚至已不在人道而轉到別道（六道是天、人、阿修羅、畜生、餓鬼、地獄）。這六道的眾生都是屬於迷的境界，不能脫離生死，這一世在這一道，下一世又生在那一道，總之在六道裡頭轉來轉去，像車輪一樣的轉，永遠轉不出去，所以叫做「六道輪迴」。註[32]

如果業因未消，不管多少世或變成什麼道之眾生，還是要受報。

因緣聚會時，果報還自受

《大寶積經》有一句話說：「**假使百千劫，所作業不亡，因緣聚會時，果報還自受。**」

因此，不必抱怨：「為什麼我做了那麼多好事，都沒好報！」也不需說：「為什麼他那麼壞，還那麼好運？」因為我們都不知道你、我、他，在前世做過什麼，未來世又會發生什麼，所以管好自己最重要。

31 異熟識：唯識宗認為：「阿賴耶識所含藏的有漏有為法種可經由所造的善惡業所薰習而轉變善染性，以業種子為增上緣而招感異熟果，故亦稱為異熟識，它是以阿賴耶識之果相命名。」部分論師稱：「當阿賴耶識中之異生阿賴耶性斷除後改名為異熟識，或稱阿摩羅識，又稱第九識」，其實本體同第八識，只是含藏的內容不同而有異名，它仍是因果業報之主體。

32 六道輪迴：語出《佛學常用詞彙》，頁二〇三。

平實導師《心經密意》寫到：「……這第八識是每一個眾生大家都是無始劫來就本來獨有的，是唯我獨尊的。」註[33]、「如來藏一直這樣在六塵中無所住的時候，是完全沒有功用嗎？是沒有運作嗎？這又不然！祂不斷的將祂自心種子以及清淨無染的體性，示現流露出來，不斷的在配合著有所住的你而運作，祂不斷的流注七識種子，使你能夠繼續運作不中斷。祂就是這樣的無所住，而又不斷生起種種的功能種子，不斷示現祂的清淨體性，所以祂才是『無所住而不斷的生其心』，祂不斷的在隨緣應物而運作，只是你們日用而不知而已。」註[34]

所以，每個人都有第六識、第七識和第八識。

第六識大家都很熟悉，就是藉由大腦出生的見聞覺知心，就是「我即我腦」、「我思故我在」的那個能生出「意識」，生出見聞覺知，繼而發展出受、想、行、識的獨一無二的「我的大腦功能」。

一般人就把這個能出生第六識的身體，當成是完全的自己「我」。所以「腦死」就是生命結束了，剩下的「物質身體」，燒了或埋了就什麼也沒了。有些人則認為，可能人死後還有靈魂或類似的什麼東西，不然怎麼有那麼多傳說。

33 語出：平實導師《心經密意》，頁二九一。

34 語出：平實導師《心經密意》，頁一六一。

所以從古至今發展出許多學說、學問，如醫學、生理學、物理學、數學、天文學、神學、宗教學等等百千萬種學，其實想知道的只是「人從哪裡來？死後到哪裡去？」以及「宇宙從哪裡來？有多久？有多大？會結束嗎？」

到目前為止，人的生活愈來愈方便，愈豐富，學問信息則多到根本學不完。機器比人學得更快更多，也許以後的精神科病人，會有精神科專科機器醫師來治療。但回到最基本的「宇宙與人」的種種問題，卻仍然無解答。

於是，追尋流浪之謎的源頭，也將持續下去。

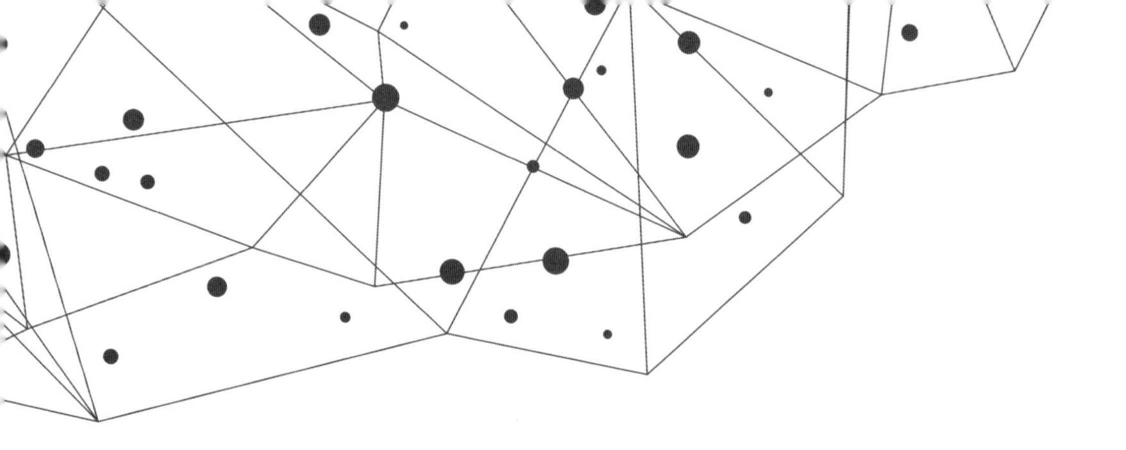

4-4 宇宙，到底從哪裡來？

二〇一八年十月份《科學人》中〈我們的獨特，因為地球〉這篇報導寫到，一百三十八億年前的大霹靂（大爆炸）形成了目前的銀河系，在文章中提到：

我們的存在，必然是許多事都「恰好」發生；我們的太陽與地球，在適當的時機與位置誕生，地球上的環境，正好適合生命生存，以及生命演化的偶然發展。有了這一切，人類才得以誕生。時機：在銀河系的歷史中，如果太陽和地球早一點形成，地球所含的金屬就會太少，不足以讓生命誕生……。位置：太陽位在銀河系適居帶，距銀河系中心不會太近，也不會太遠……。行星狀態：在太陽系內，地球處於溫度適當且有液態水的位置（行星適居帶）。……早期生命：單細胞生物（原核生物）在地球形成後十億年就誕生，但更複雜的細胞（真核生物）則是歷經二十億年從偶然的細胞融合中誕生。

即使如此，十億年之後，多細胞生命型態才在寒武紀大爆發時蓬勃發展。科技文明：即使不同生命型態誕生，智慧生命的出現依舊難上加難。我們仍然不知道，人類如何發展出遠超過其他動物的能力，但DNA證據顯示，即使是人類，也曾多次瀕臨滅絕。

先有眾生，才有星球、器世間

從這篇報導知道，以目前人類的科技文明，仍無法解答想要知道的那些「宇宙和人」的疑問。

但總比我們小時候所學到的，人是從單細胞……海洋生物、爬蟲類、哺乳類，然後猴子、猩猩、人猿，慢慢演化成為目前人類的學說進步一些。

平實導師在《正法眼藏——護法集》[註35] 寫到：「眾生是無始劫以來便有，不是因為有這個世界然後有眾生。還沒有這個世界之前，眾生於四禪天以上或者他方世界生活。一切眾生無始劫以來，於十方世界流浪生死，是從無始便有。世尊講世界悉檀[註36] 的時候，常常開示這個道理，……眾生既然無始以來就有，那麼無明必然無始劫以來，就伴同眾生存在，不可以說有先有後。」

從以上開示可以知道，眾生是無始劫以來便有，並且先有眾生，然

35 語出：平實導師《正法眼藏——護法集》，頁三〇九。

36 世尊講世界悉檀：四悉檀之一，謂世間的說法使起信也，出自《最新實用佛學辭典（上）》，頁四九六。

後才有星球、器世間。

眾生本來在四禪天以上，或他方世界生活，根本不需要像地球人要吃喝拉撒，也沒有這些笨重的身體，不知道什麼原因，可能是「無明」，竟想要有五陰！但得先要有適合五陰居住的地方才行。

因此，一些「志同道合」眾生（共業眾生）的如來藏，共同變現出宇宙。

釋迦牟尼佛說過，**最初的地球人是從光音天而來**（色界二禪的最高天，此天絕音聲，眾生要講話，便自口中發出淨光來作識別，故名光音，佛經說劫初的人類，就是由光音天來的）。[註37]

第八識，一切的源頭

世尊在二千五百年前就說過，整個宇宙含有情無情皆由地、水、火、風四大元素組成，四大元素的極微稱為「鄰虛塵」。為何「鄰虛塵」是圓形？為何諸圓形能聚集變成四大元素？進而成為團、塊、絲、水、暖，在有情身中則成為髮、毛、齒、骨、筋、肉、脈管……，都可以說明，地、水、火、風、四大元素，和第八識之間，有密不可分之關係。

換句話說，一切的源頭或本源，是第八識，祂是無始無終不生不滅的。有情眾生都有各自的如來藏，所以，佛的如來藏，和人類的如來藏

37 語出：《佛學常用詞彙》，頁二六四。

或狗、貓、鼠、螞蟻、蟑螂的如來藏是一模一樣的。

那麼佛的第八識，和人或其他有情眾生的第八識，有什麼不同呢？

在《心經密意》註38寫到：「佛地的心還是八識心王註39並行，和我們一樣。但是由於佛地的第八識中所含藏的一切種子都不再變異了，就沒有變異生死了，所以才說這個佛地的第八識是真心。因地註40的第八識都是方便說為真心，是為和前七識的妄心作區別以便說明，其實仍是非真非妄的心。」

所以**想要成佛，就必須把自己心中第八識的種子（功能差別），全部修到不再變異**。前面曾提過第七識末那識的屬性是「**恆、審、思、量**」。「恆審」是持續在攀緣、執著和很差的了別，「思量」就是作主，「恆」是因意根無始劫來由如來藏出生後，就一直攀附著如來藏，所以能超越意識境界，而穿越時空，但入無餘涅槃還是會斷滅。

意根是萬法從如來藏中現行運作的動力，是三界六塵中一切法的主

38 語出：《心經密意》，頁一六八。

39 八識心王：佛教術語，唯識學中的「八識心王」是指眼、耳、鼻、舌、身、意、末那、阿賴耶。

40 因地：菩薩尚未證得佛果，在因中修行時的地位。語出《佛學常用詞彙》，頁二六七。

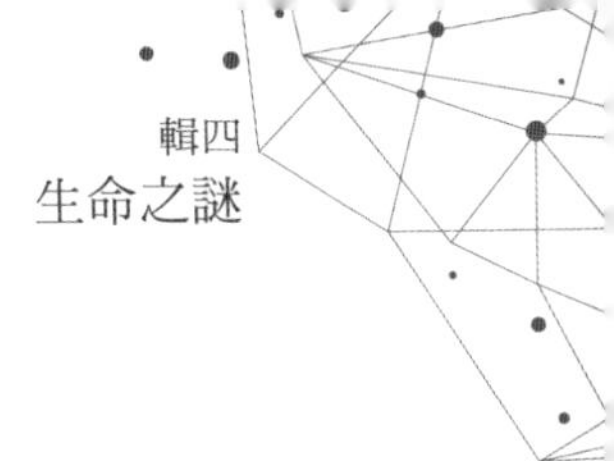

導者，能主導出生名色、六塵、六識，能使一切有情，在三界六道中，了知六塵中的各種境界，讓人學習世間世出諸法，而使有情造業或受苦。

意根是思量的心，有遍計所執的體性[註41]，睡覺或作夢都跟意根有關，較隨性常依自己習慣去做事。成佛的關鍵就在意識、意根，經由意識、意根斷除無明煩惱，把如來藏中所有的功能差別修行清淨圓滿，獲得一切種智[註42]，成就一切種智，就是成佛。

但如何能使意根能具有這種能耐呢？在《正法眼藏——護法集》這本書曾提到：「末那識（第七識或意根）不能單獨轉賴耶識，祂必需由意識來配合、分析、思惟，再由末那識觀察意識的思惟是如理作意的思惟，祂才會去轉換阿賴耶識裡面的種子。所以末那識的本身，不能單獨轉阿賴耶識。」

所以要用意識轉意根末那識，因意識能夠審察、分別、分析、思惟、歸納的緣故，如果能如理作意思惟，就能轉末那識。

因此，還是要讓第六識先有正知正見，知道五蘊十八界不是永恆真

41 遍計所執性：又稱三自性，三自相。遍計，周遍計度之意，指一般凡夫迷倒之妄心。所執性，因執著而產生的幻象。

42 一切種智：一切智、道種智、一切種智、是名三智。一切智是聲聞緣覺知一切法總相的智慧，總相就是空相。

實，知道萬法的來源是第八識，知道祂才是一切的本源。用這種知見，影響第七識意根，然後六、七識互相配合，轉換阿賴耶識裡面的染汙種子。

雖然每個人身上都有八識心王，但一般人的第八識中都是清淨、染汙的種子俱在，仍是非真非妄心。要消除這些妄心和自我執著煩惱，還是只有七轉識能轉變自己如來藏中的種子。

每個人心中都有蓮花，蓮花象徵眾生的本心、實相。第八識又稱為阿賴耶識，為何稱阿賴耶？因為阿賴耶識中除了真如實相本性外，還含藏著貪、嗔、癡煩惱種子，因此眾生還貪愛五欲世間境界，還有許多妄想煩惱。如果將阿賴耶識中的煩惱種子去除許多後，阿賴耶識就改名異熟識，如果煩惱種子、污垢、染汙全部去除，此時的阿賴耶識就改名為無垢識或真如，就成佛了，就是從污泥中長蓮花了，就是「蓮花出污泥而不染了」。

所以想要蓮花能出頭，就要有能耐從污泥中鑽出來！剷除心中污垢的最好方法就是多修智慧、多作福德，多累積福德。

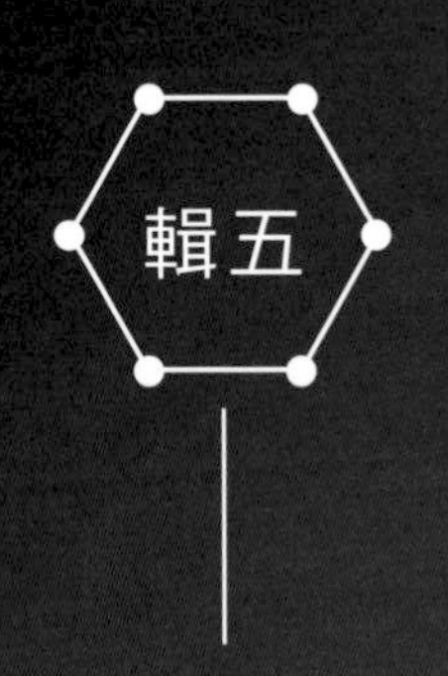

境隨心轉

無量功德在一個「忍」字

在浩瀚的大自然懷抱中，善良的人深深感受到「量子糾纏」的力量，能夠扭轉生命因果，獲得幸福。

慈心和忍辱是修行的兩大利器，不須花錢，卻能獲得無量福德。慈心與無我相應，慈心即無我心，慈心也是一切善法的根本。

無邊罪過在一個「嗔」字，無量功德在一個「忍」字，生死輪迴就是病，你的存在就是病，能忍就有智慧得解脫，「心想名利猶如流水」，就能安忍不動。

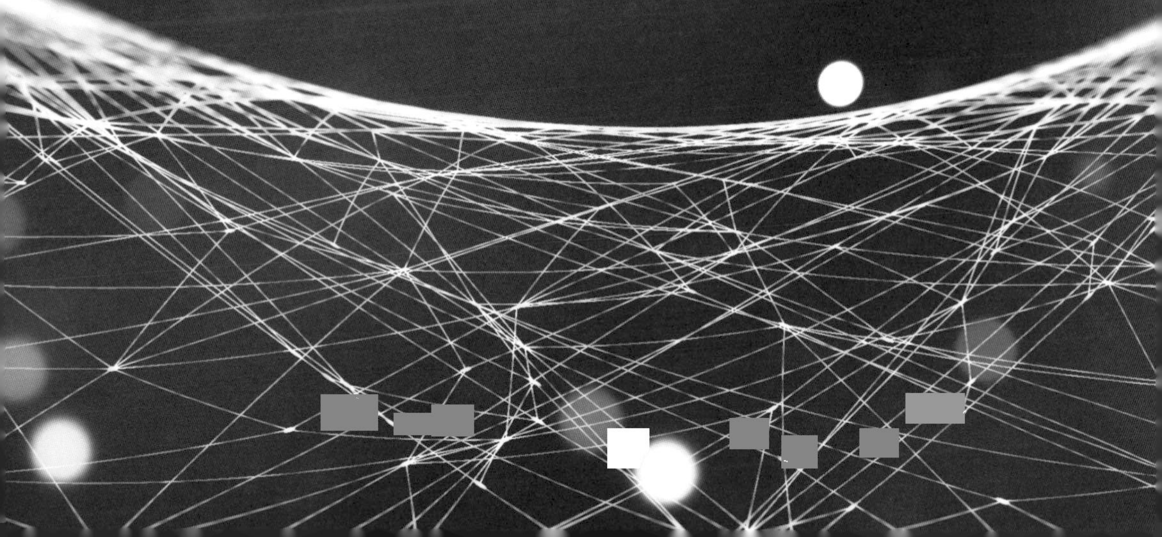

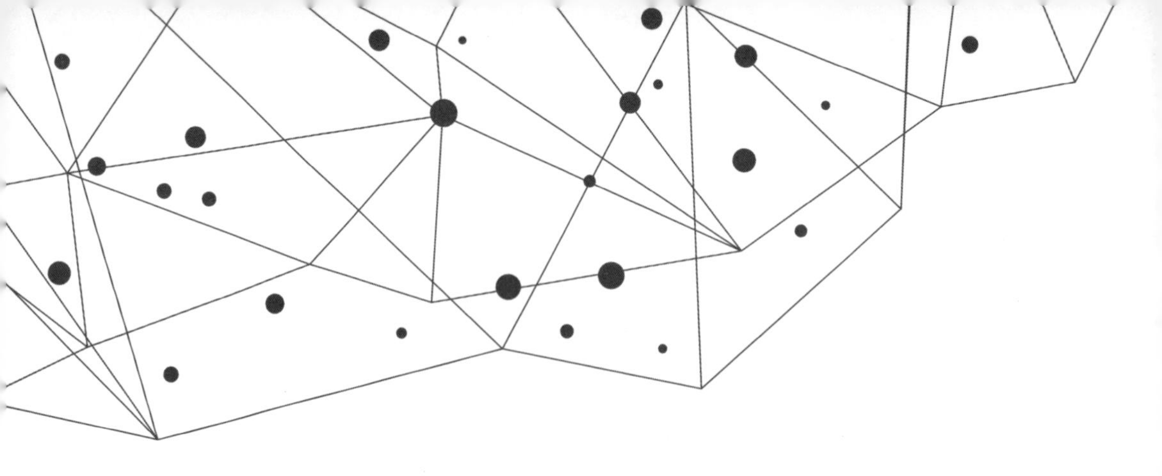

5-1 慈心即無我，安忍不動生清淨

我們所居住的地球，是最容易積福德的地方，因為地球是「稱、譏、毀、譽、利、衰、苦、樂」，八風聚集又平均的地方，所以變好變壞都很容易，自然有很多機會能積功德、修善業或墮落，造成一堆惡業。

如果在西方極樂世界、天堂或類似的世界，大家都善良幸福，什麼都不缺，如何作福德？如果在地獄或類似的地方，無時無刻都苦不堪言，哪有心思想到功德！

慈心和忍辱，修行兩大利器

所以十方世界眾生，都想要到地球積福德。我們萬幸已經身在地球，不多積福德，真是如入寶地空手回！

如何積福德呢？**佈施、持戒、忍辱、精進、禪定、般若都是積德的方法。**

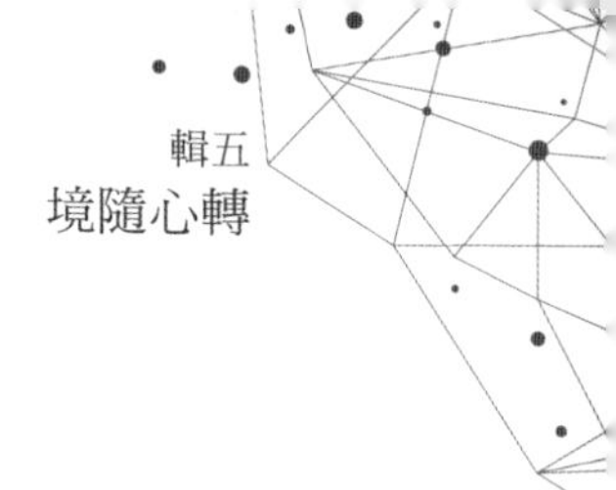

佈施較易入手，盡自己能力範圍幫助別人，但不一定是金錢。臉上時時微笑，心境調柔等，能讓別人覺得快樂、平安，也具無量福德功德。

慈心和忍辱是修行的兩大利器，如同兩隻翅膀能快速的提升道業。如果能認知到，每個人都有第八識，都是未來佛，且無量世前到如今，都曾是兄弟姐妹親朋好友，自然會平等對待、互相幫忙。

如果有人對你惡言粗口，就當作以前某一世曾得罪他，現在要來討債，正好趕快還清，別拖到下一世，所以忍辱有無量功德。

慈心和忍辱只是轉個心境，不須花錢，卻能獲得無量福德。況且，心性調柔與明心見性相關，**忍辱才能見佛性**，佛性的我、如來藏的我才是真我。在佛經裡有一首很普遍的懺悔文：「往昔所造諸惡業。皆由無始貪嗔癡。從身語意之所生。一切我今皆懺悔。」

相信很多人都熟悉，筆者自己也唸過N次，如同「唸冊歌（台語）」。直到有一天忽然想到，不對呀！怎麼「貪、嗔、癡」竟然和第八識如來藏，和眾生都是無始就有！無始表示，無量世來它一直存在。「貪、嗔、癡」竟然這麼頑強，不易轉變，既然無始就存在，經過那麼久，很有可能就像超級細菌、超級病毒，隨時代變異，凡人大概很難免疫。

《八十八佛洪名寶懺》的懺悔文中也提到：「弟子〇〇〇至心懺悔。自從無始。至於今日。未識佛時。未聞法時。未遇僧時。不知善惡。不信因果。遇不善緣。近惡知識。動身口意。無惡不為。身業不善。行殺盜淫。口業不善。妄言綺語。惡口兩舌。意業不善。起貪、嗔、癡……。」

從懺悔文，提到人之墮落，有可能是因為善惡不分又不信因果，就容易碰到不善緣而遇上邪師。聽聞邪知邪見，而有不善之身口意，意識被染汙，遂生貪嗔癡。

在《禮三十五佛洪名寶懺》的經文中寫到：「大寶經云。舍利弗白佛言。世尊。是諸菩薩。於貪嗔癡。不怖畏耶。佛言。舍利弗。一切菩薩。有二犯戒。何等為二。一者嗔相應犯。二者癡相應犯。如是二犯。名大破戒。舍利弗因貪犯者。為過微細。難可捨離。因嗔犯者。為過麤重。易可捨離。因癡犯者。為過深重。復難捨離。所以者何。貪結能為諸有種子。生死蔓延。連持不絕。以是義故。微細難斷。因嗔犯者。墮於惡趣。可速除斷。因癡犯者。當墮八種大地獄中。難可解脫……。」

無邊罪過，在一個「嗔」字

從這些經文，可以發現「貪、嗔、癡」像連體嬰，**「貪」不易發覺，卻為貫通「嗔、癡」的可能禍首**。

「嗔」最粗魯一下就顯露出來，而「癡」則是因無明無知而犯下大錯、重罪。「往昔所造諸惡業，皆由無始貪嗔癡」，誠哉斯言也！

其實「貪、嗔、癡」即「我相」，「無我」即無貪嗔癡，「無我」就是把覺知心的自己（第六識），和時時做主、隨性而為的自己（第七識）否定掉。「無我」也就是說五蘊、十二處、十八界全都是因緣法所生，是由第八識、業種、無明、父母、四大元素（地、水、火、風）和合輾轉而生（即十二因緣法），非有實體法，都是虛妄無常。

把「覺知心真常不滅」的邪見去除，再把處處作主的意根，對自己的執著、對覺知心的執著也除掉，才能真正的證得「無我」。

因為覺知心就是世俗人的「自我」，就是「我即我腦」的「我」，「我思故我在」的「我」，這個「我」認為見、聞、覺、知是真實不虛的。「我」真的摸到、看到、聽到、嗅到哪會是假！

因此，即使要離開人世間時，也因「認假為真」（癡），太過「認真」而「貪」戀世間持續輪迴。其實，慈心與無我相應，慈心即無我心。慈悲喜捨才是真無我，為菩薩的無我。慈心能成就無我，無所求與智慧為一體兩面。慈心也是一切善法的根本。

除貪嗔癡，達到無我

所以要去除貪嗔癡，達到無我的境界，還是要先有慈心觀。

無邊罪過在一個「嗔」字，無量功德在一個「忍」字，忍也是智慧，在逆境中要忍，要不斷地說服自己，生死輪迴就是病，你的存在就是病，乃至凡夫的吃、喝、拉、撒都是病，能忍就有智慧得解脫。

惱害你的要安然順受，逆境惱害如苦藥，要吃得下才能治病。而順境也要能忍，稱讚、褒獎、受恭敬時，不生傲慢也不躭溺，因實如夢幻泡影，要能「心想名利猶如流水」，就能安忍不動。

能如理觀行真如佛性，修行轉依，心平靜、心不動就是平等心，就是一種清淨，心清淨即智慧。因此時可如理觀察，有正知正見，能把心轉向正確方向。遇順逆境皆能忍，能觀照事理，將此事理消化在心中，心能安住正理，心跟正理、空性相應即解脫，即智慧。

慈心忍辱和般若智慧，真的是修行的兩大翅膀，能除貪、嗔、癡，能得智慧、能覺悟到「我即無我」，能快速提昇道業。不論是否有宗教信仰，能依真如、佛性行慈心和忍辱，就會有清淨情操，這一世或未來世，都很有機會能和正法相應。

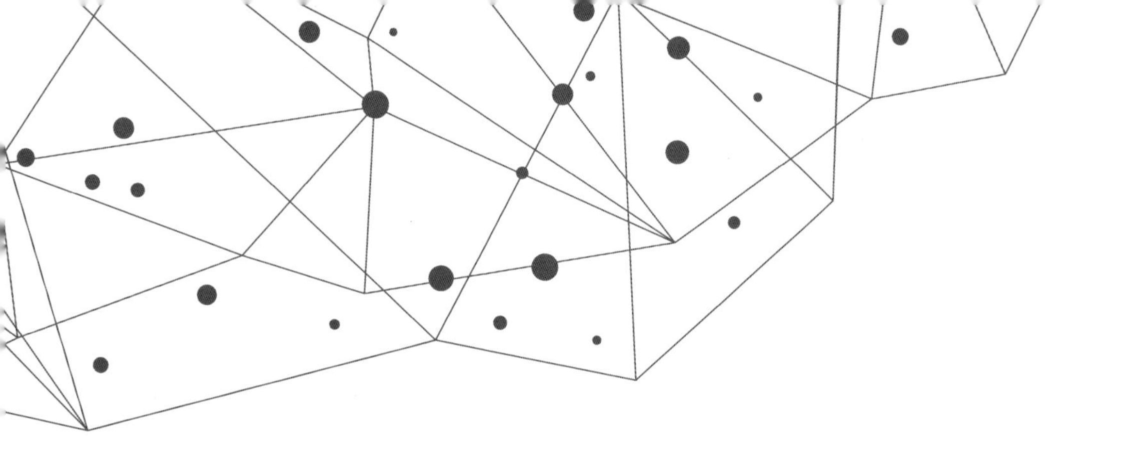

5-2 量子糾纏，扭轉生命擁抱幸福

無論從量子物理學、科學、醫學，或從宗教學，如果能仔細觀察深入瞭解，都會發覺很多道理都是相同的。

比如說，人的所謂見、聞、覺、知，確實不是真的直接看到、聽到、嗅到、嚐到，或感覺到，但一般人都以為是真實的，而堅持己見。

鄰虛塵，形成錯綜複雜的因緣果報

大腦中一些神經迴路，不僅包含了一些與生俱來的行為，還包括了可以由後天學習來改進的成分。

時間、空間、過去、現在、未來，物質世界、能量世界、物質身體、能量身體，情緒、意念、念頭、意識、記憶、念力等，也都互相影響、糾纏，而形成了錯綜複雜的因緣果報。

現代的科學和醫學已相當發達，卻仍然無法完整的解答，宇宙如何形成？有多久？有多大？人從哪裡來？死後到哪裡？人什麼時候出現？這些最基本的問題，無論從科學、醫學、哲學、神學、靈學等等，仍是無解！

就連最簡單的單細胞、細菌、DNA 等有生命現象的東西，更是不知如何下手。

所以如果純粹從量子、科學、醫學等學問，來破解求答案，只是緣木求魚，搞錯方向，白費力氣！因為物質、能量、生命不是用金、銀、銅、鐵、氫、氧、碳、氮，加減組合就可以完成的！

釋迦牟尼佛早就說了，地、水、火、風四大元素極微稱為「鄰虛塵」，皆是圓形，為何諸圓形能聚集而成四大元素？進而成為團、塊、絲、水、暖等？而在身中則凝聚為髮、毛、齒、爪、筋、脈、血管等？這都可以說明，地水火風四大元素與真如之間，有密不可分的關係，即所謂「能持與所持也」。

從這段開示可知，物質、能量、量子等都只是助緣，真正的主因是「真如」，也就是第八識。

我就是光，我就是愛

萬法都是第八識所直接、間接或輾轉而成，而量子、科學、醫學、神學、哲學、各種學、佛法等皆由第八識所出，因此萬法皆有互通的方式。

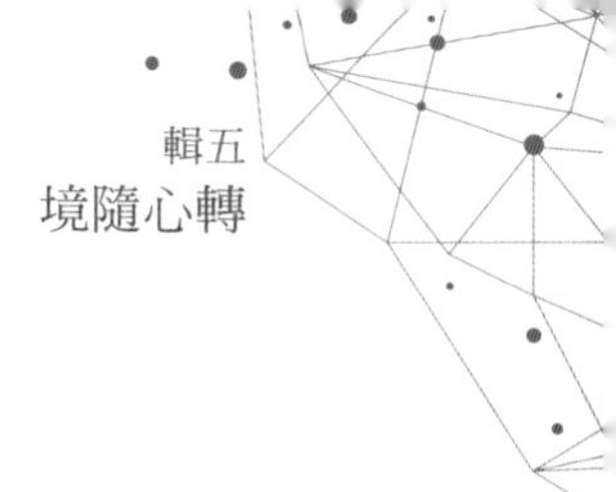

有這種正知正見之後，就不會被世間的花花綠綠所迷惑。才瞭解到晚上睡覺時夢境是幻覺，白天清醒活動時其實也如夢幻化，名利猶如流水。你不知道什麼時候出現在宇宙洪流中，也不知道以後會飄到哪！

但如果真的認識到，原來一切都是如來藏，自己身中也有第八識，雖然現在不認識祂，祂卻時時刻刻與你同在，因為只要祂離開，你就壽終正寢了。那麼，如何與第八識相應呢？就是依止正法參禪求證悟，悟後用慈心忍辱，來契合自心真如，修行轉依。

因此，不論你相不相信有第八識，或如來藏或真如，不妨以慈心、忍辱為人生座右銘，用慈悲喜捨忍辱，與無量無邊善法相契合，終有一天能與正法相應，找到自身的真如、真我。

總之，在浩瀚的大自然懷抱中，善良的人深深感受到「量子糾纏」，扭轉生命因果，獲得幸福，內心充滿我本聚足，我本如是，我是一切的源頭，如來之光照明我心，眾生明心，如來之愛沐浴我身，眾生見性。

自然大宇宙與人體小宇宙和諧共振，終於我的心回家了，從此我渴望傳送光和愛至宇宙萬事萬物，原來我就是光，我就是愛。

附錄一 「生命之謎 vs. 量子糾纏」關鍵十問

Q1：量子力學與「人生如戲、如夢如幻」之相關性如何呢？

A：看過 5G 宣導短片後，發覺居然能變出個夢幻樂團，不同的語言可以對談，如同用心靈溝通，似乎進入了五次元世界。文明、文化、人性、靈性在任何時空都存在複雜的關係，端看個人的作為而使其向上提升或向下沉淪。

人體的最小單位是細胞，構成細胞的成分是原子、質子、中子、電子，更小的單位是量子。而物質世界萬物的最小單位也是量子，最近的研究發現量子具波粒二象性，即是物質又是能量，即非物質又非能量。既然有生物、無生物皆由量子構成，所以身體可分為物質身體（骨、肉、血液、細胞）和能量身體（體溫、電磁場），無生物也可概分為物質世界（土地、岩石、水）和能量世界（各種磁場、各種放射線）。宇宙也有兩個空間，一個是我們所在四維時空的有形物質世界，另一個是無形能量世界的投影。

能量和物質其實是同樣的東西，物質只是連續波動場的聚合現象。

根據物理學，物質的百分之九九．九九九九九九九，其實都是空的，把身體裡所有原子裡的空間移開並壓縮成實體，那麼全球

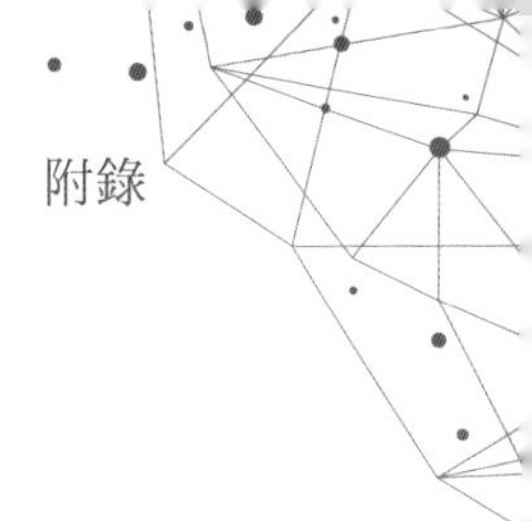

七十億人口就壓縮到只剩下一顆方糖那麼小。

再說原子空間裡充滿著非常強大的電磁力，摸起來硬硬的，像物體的東西，其實就是電磁力的抗拒作用力和身體的神經，讓我們有摸到東西的感覺。

由此可見，我們看到的都不是真正的物質，否則滿街那麼多物質怎能裝進小小的眼球或腦袋，其實看到的只是信息波動而已，經過我們這個如同電視台的身體，將見、聞、覺、知的波動信息轉換成影像，再由自己的受、想、行、識改編成「自以為是」的劇本而放映出來。

這就是我們每天所過的生活，晚上的夢境覺得很真實，白天的劇本其實也如同夢幻！愛因斯坦說，對**篤信物理學的人而言，過去、現在和未來之間的區別，只不過是一種幻覺而已**，儘管只是幻覺有時還很頑固！

Q2：科學探索雜誌刊載「量子即是靈魂」與佛學的觀點相較之下，兩者之間有何差異？

A：量子是波粒二象性，如同僅有材料不能建造房子，量子是佛陀所說的「鄰虛塵」。

佛陀曾在《楞伽經》講到，為何鄰虛塵會形成物質世界，在人體則形成骨、肉、髮、齒、血等，可說明鄰虛塵和真如之間有密不可分之關係，所謂能持與所持也！所以**量子只是助緣**，真正的主因是第八識，靈魂並非量子，或許五蘊（色、受、想、行、識）、第六識、第七識、第八識之間所佔比例的不同。

能用肉眼看到的就稱為欲界有情眾生，如地球的人、豬、狗；而肉眼看不到的如中陰身、鬼、地獄眾生、天人，或活在高次元世界的眾生，用肉眼看不到就稱為靈魂。由此可知量子不是靈魂，因量子無第六識、第七識及第八識，換句話說，俗稱的靈魂包含第六識、第七識以及第八識。

所謂第八識是一切的源頭或本源，祂是無始無終不生不滅的，因而佛學中的因果輪迴、生死循環足以說明死不可怕，死就是造就另一個生。有情眾生從無始劫以來都有各自的如來藏。

所以佛的如來藏和人類的如來藏或狗、貓、螞蟻、蟑螂等的如來藏是一模一樣的（眾生平等），只是其所含藏的種子都不再變異了，因此《心經密意》這本書第一六八頁才說佛地的**第八識是真心，而第七識是「恆審思量」的心有遍計所執的體性，第六識是覺知的心，三者之間是有所區別的。**

Q3：佛學的「外相分」、「內相分」與量子波動頻率有何相關呢？

A：從佛法來說，外界所謂看到、聽到的色、聲、香、味、觸等五塵都稱為「外相分」，需要用我們的眼、耳、鼻、舌、身等五官，

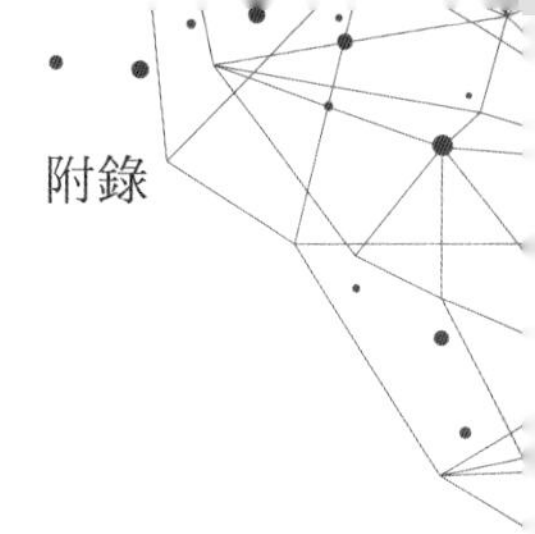

去接收外界的「外相分」五塵到大腦後，經第八識，依於五根所取外五塵相如鏡影現，顯現完全相同之內相分（內相分為似有物質而非有物質色之相分）能知覺之六識心，遂於五塵內相分境中起心分別，而有見聞覺知的感覺！

就像我們平常看東西一樣，其實看到、聽到、嗅到、感覺到的都只是有真實感的幻覺罷了！**所謂物質，只是另種形態的能量**，當和我們的各種感覺神經接觸時，就變成五花八門的受想行識和各種問題了。

所以從無始以來，我們都未曾接觸過外面的任何東西（外相分），所看到、所聽到的，都是變造過的內相分。

換句話說，就像是外面的一切影像，經過身體這部精密的攝影機，拍攝改編後，再放映出來的電影，就是我們平常看到的一切了。這就是我們所謂的真實世界！其實仍只是夢幻泡影。但大家都活得很高興，很有真實感，都不知道已經這樣活多久了！

Q4：超心理學研究是迷信？還是科學？

A：當然是科學。

超心理學[註43]又稱為心靈學，主要研究超自然現象，如瀕死體驗、前世回溯、特異功能、輪迴、出體、預言、遙視，然而催眠如今已成為心理學的範疇，不列入超心理學的領域。

超心理學是德國哲學家馬克思·德索於十九世紀末葉所創立的名詞，直至二十世紀三〇年代美國植物學家萊因（Rhine, J.B.）開始使用科實驗方法進行超心理學研究而風動全球，如此採取科學方法研究超常現象，致使超心理學逐漸取代心靈學一詞。

超心理學的主要理論基礎，是人類具有潛在的能力，不須通過五感六覺的感官管道，而直接感知宇宙萬事萬物。歐美經過一百五十年的發展，至今國內外部有超心理學、心靈科學、生死學以及死亡哲學等眾多相關研究文獻。

美國超心理學會於一九五七年試圖獲得美國科學促進會（AAAS）的承認，將其納入科學領域，由於超心理學眾多學者專家均使用科學的調查方法，不斷地發表論文與演說，直到一九六九年終於獲得 AAAS 的承認，從此靈魂不滅的實驗研究，和其他以實證為基礎的任何研究一樣的科學。

43 超心理學（parapsychology）：又稱為心靈學、靈魂學，主要研究一系列被稱為的超自然現象，主要包括瀕死體驗、輪迴、出體、前世回溯、傳心術、預言、遙視和意念力等。
雖然超心理學和心靈研究（psychical research）兩詞大致等同，超心理學只包括那些根據今日知識看來具有超常成分的課題。此外，超心理學主要採取科學方法對超常現象的研究。二十世紀三〇年代由於萊因博士的推廣，超心理學逐漸代替了心靈研究一詞。萊因取得的正面成果曾對科學界產生很大影響，但後來他人發現難以重複他的結果，於是興趣也隨之減退。

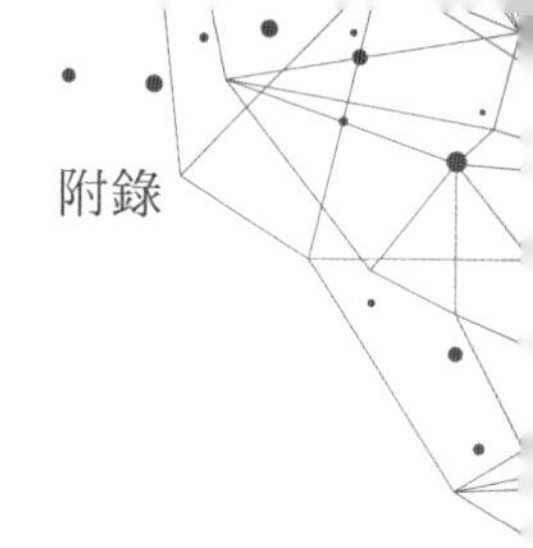

美國方面，一九三四年素有南方哈佛之稱的美國杜克大學萊因教授出版《超感知覺》（*Extra-Sensory Perception*），創造一系列心理學的學術術語，此書將統計學應用於心靈學研究之中而大獲好評。**杜克大學首先成立超心理實驗室，開創美國心靈科學研究的重要里程碑。**

除此之外，西佛羅裡達大學心理學系，設有心靈研究之碩士課程；哥倫比亞大學大學部增設超心理學系；喬治亞學院心理學系，規定其在校生只要參加心靈研究基金會之研究，即可獲得學士或碩士學位；約翰甘迺迪大學更設有超心理學系，頒發學士與碩士學位；加州賽布魯克研究所頒發碩士及博士學位；美國西南聖保羅大學 Judy Hseu 教授指導碩士、博士生，進行大自然療癒與身心靈科學之相關研究。

歐洲方面，二次世界大戰以後，各國心靈研究社團日益增多，靈學地位大大提升。牛津大學、劍橋大學、倫敦大學等，均核准應用靈學題材作為博士論文，倫敦更設有心靈科學學院訓練靈媒；維也納大學設有心靈科學課程；德國弗萊堡大學心理學系，開設博士生實驗課程；荷蘭大學設立超心理學實驗室，由 Martin Johnson 教授指導博士論文，並提供特殊國外學者的研究計劃；英國阿斯頓大學應用心理學系，設立研究所提供博士生做研究；愛丁堡大學心理學系由 John Beloff 教授指導碩士及博士學位課程；薩里大學哲學系由 S.C.Thakur 教授指導心靈研究碩士及博士學位。

日本方面，一九九〇年日本愛媛大學中村雅彥教授，開辦超心理學課程，同時編列一套具有特異功能，與靈力等神秘的超心理學，以及超人心理學講義。中國知名科學泰斗方勵之校長，透過實驗研究證實「隔牆識字」（遙視）與「特異功能」的存在。台灣大學的李嗣涔校長一九九七年培訓四十一名學童進行「手指識字」實驗研究發現，特異功能與神佛異象是真實存在的，他除了發表論文之外，二〇一八年出版《靈界的科學》一書。

台灣物理學家陳國鎮，根據生物能信息共振理論發現，原來宗教裡的特異功能與靈通是真實的，在台灣為了避開怪力亂神之批判，國科會陳履安主委將靈界更名為「信息場」。

除此之外，萊因超心理學研究中心出版《超心理學雜誌》；超心理學基金會出版《國際超心理學雜誌》；澳大利亞超心理學研究協會出版《澳大利亞超心理學雜誌》。

有鑒於全球各知名大學與學會，均展開超心理學研究，甚至結合太空科學、天文學、物理學、數學、宇宙學、哲學、宗教學、心理學、心靈學、醫學等專家群共同研究，而一般民眾也相信靈界的存在，為何偏偏文明社會的學者專家還將超心理學視為不科學，甚至批判為怪力亂神呢？

為什麼「靈魂」一定要講成「意識」才算科學呢？為什麼「靈界」一定要改為「信息場」才算科學呢？因為當今人類太相信科

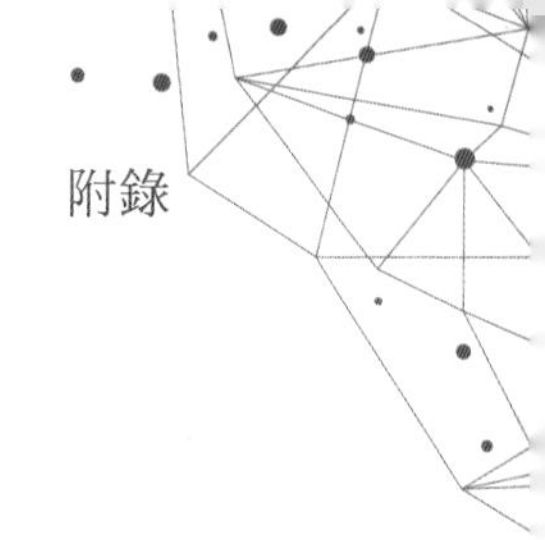

學了，殊不知科學只是學術界諸多研究方法之一而已。

二〇〇二年美國太空總署宣佈，宇宙中尚有百分之三十的隱秘物質、百分之六十五的隱秘能量，至今科學都無法解釋，從此超心理學研究，不僅廣受科學家的重視，亦被 AAAS 認可為一門真正的科學。

Q5：為什麼越來越多的科學家相信「意識創造宇宙論」呢？

A：根據量子力學的意識模式「你的宇宙是你的意識創造」，台灣成功大學林文欣教授所著《生命解碼》一書，也詳述生命不是生物學的基因，而是量子力學的能量透過信念，生命可以釋放意識、物質，以及奇蹟的力量。

但這裡所說的意識，如果以佛學中的第八識，而不是以一般由眼、耳、鼻、舌、身、意所產生的意識（第六識）來詮釋，必定令人茅塞頓開。由於現代人對於第六識、第七識以及第八識的混淆，而導致難以理解「意識創造宇宙」的真諦，如果更改成「第八識創造宇宙」必然更為貼切，減少許多不必要的質疑，消弭對意識的迷失。

我非常佩服愛因斯坦能夠提出「四維時空」的概念、霍金的「多重宇宙理論」與「霍金輻射」，以及麗莎的「五維世界」，但是以四維時空的人類思維，要來探討多維時空的大宇宙，猶如井底之蛙漏洞百出。

至於進化論的質疑也不少，比方說，甲蟲天生的防衛能力，與蜜蜂的築巢本能，又如何進化的呢？埃及的金字塔、聖經的神造世人、老子道德經（道）、易經、黃帝內經、中醫的經絡、氣，裡頭的特異功能與靈異現象，至今人類能夠解釋嗎？

只從科學或某個領域的角度，去探討真理是有局限的，既然進化論與造物論，都得到前有未有的挑戰，為何不遵循大自然的定律，重視人類意識與宇宙意識，結合心理學、超心理學、宗教學、物理學、宇宙學等領域，綜合研究探討人類內在的意識能量，和大自然的宇宙能量之共振頻率。

同時深入瞭解佛學中第八識的真諦，探討大宇宙與小宇宙的物質和能量有何相關，也許就能順利解開大宇宙（自然）與小宇宙（人體）之謎。

由於物質與空間是互相作用的，空間是物質的容器，物質產生空間彎曲，物質決定意識，意識對物質產生作用，而呈現精神現象與物理現象，虛無與原子的能量都是無形的，宇宙中的時間、空間、意識、能量等，均與大自然產生頻率共振。

打開人腦看不到思想，解剖神經見不到意識，就好比打開電腦硬體，看不到軟件一樣。機器需要程式，電腦需要軟件，人腦需要程式與軟件。

再說從高維時空，看四維時空的人類是虛擬的，人的世界彷彿電腦中的遊戲，創造之後再演化，猶如三維空間（立體）的人類玩

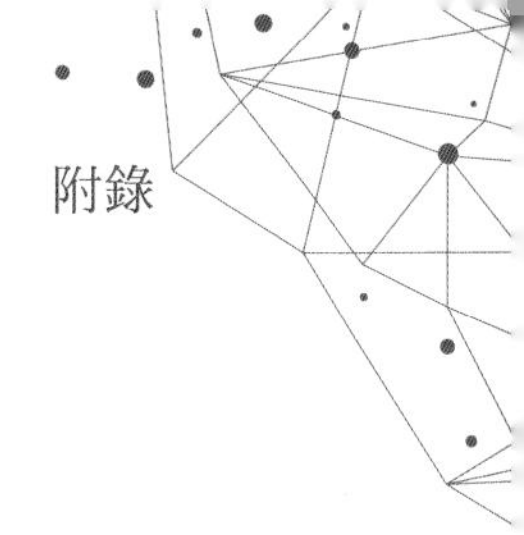

電腦遊戲一樣，電腦螢幕畫面是二維空間（平面），遊戲演進中，只要積分增加就升級。

我們的人生宛如遊戲虛擬世界，遊戲地圖是宇宙，遊戲地圖外面是宇宙形成之前，無邊無際。一九九七年，阿根廷物理學家胡安·馬爾達西那提出了「全像宇宙原理」的模型，說明我們的意識，其實是在遙遠的另一個天空，我們所處的三維空間物質世界，實際上只是另一空間的「二維信息碼」世界所投影出來的一幅「三維全像圖」[註44]而已，這個理論最接近萬有理論。因此越來越多的科學家相信，量子力學的意識模式，提出「意識創造宇宙論」，也就是說你的宇宙是你的意識所創造。

如同佛學中的第八識，是無始無終的，人生是如夢如幻的，包含人類肉身與宇宙萬物，均是不生不滅的第八識所生成。悟透人生的使命，藉由肉身之五感六覺所產生的第六識（覺知心），不斷地修行，以無限的愛，放下執著的第七識（思量心），在永不變

44 三維全像圖（Holography）：又稱全像術、全像投影、全像 3D。在全像術中，一個物體或者一組物體散射的光線會照射到記錄媒介上，此時，第二束被稱為參考光的光線，也照射在記錄媒介上，這樣，兩束光發生了干涉。產生的光場產生了看起來隨機的圖案，而變化的密度，被記錄媒介記錄了下來。可以證明，如果使用與參考光相同的光線，參考光可以在相片上產生繞射，而繞射的光場，和物體散射的光場相同。如此，觀察全像術的相片，就會看到那個物體，儘管物體其實並不在那裡。

異的第八識（真心）潛移默化之下，跳脫因果輪迴。

根據電子雙縫實驗說明：電子在你不觀察它時，它是無形的能量，只有當你觀察它時，才會變成你能看到有形物質。也就是說**宇宙原本是不存在的，只有當觀察者在觀察的那一瞬間，宇宙（物質世界）才會一躍而出。**

具體地說，沒有意識就沒有物質；沒有意識，宇宙就只是一團無形的能量。宇宙有一股神秘的力量，會依據你的瞬間念頭，生成當時的物質世界，先以二維信息碼的能量形式，儲存在另一空間的「雲端意識數據庫」，然後再投影成三維空間的物質世界，所以說是你的意識創造宇宙。

Q6：心靈成長團體所說的「次元世界」，與物理學的「維度空間」一樣嗎？

A：無論東西方文化或各學術領域，宇宙的真理都是一樣的，就像茶壺裡頭的水，而各個學術理論，就像各種不同形狀的杯子。茶壺裡頭的水倒入不同杯子裡，都是同樣的茶水，只是杯子的外表形狀不一樣而已。所以宇宙學的「維度空間」和心靈學的「次元世界」只是從不同的角度，與獨特的觀點，來探討宇宙的生命能量和宇宙生物，其中的真理都是一樣的。

比方說，心靈成長團體所言的五次元世界[註45]，其靈性比三維空間更高的頻率，充滿愛與和諧的世界，美國哈佛大學麗莎教授提

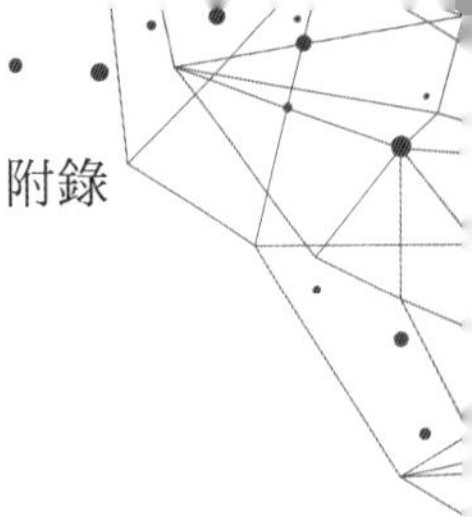

出五維時空的新概念，推論其為靈魂存在的世界。從宇宙學、物理學、天文學、數學以及太空科學的觀點探討宇宙的多維度空間，均以宇宙大爆炸理論與弦理論為基礎，提出宇宙十一維時空的觀念。

早期的古典物理學界，遵循的是牛頓的絕對時空觀，認為時間和空間是各自獨立的絕對存在。

一九〇五年愛因斯坦提出狹義相對論，改變了牛頓的時空觀，認為時間和空間，各自都不是絕對的，而是整體的時空。但因牛頓的重力理論，無法在狹義相對論的架框下改寫，後來愛因斯坦又提出了廣義相對論，因狹義相對論的背景時空是平直的，曲張力為零，沒有涉及重力（閔氏時空）。

一九一五年，愛因斯坦再度提出了廣義相對論，推演出重力透鏡效應，曲張力不為零，是彎曲時空，讓天文學家可以觀測到黑洞，和不發射電磁波的暗物質。同時可評估，質量在太空的分佈狀況，重新為宇宙學、時空旅行等古老問題，提供了新的研究工

45 五次元世界：第五次元便是之前的長、寬、高、時間，再加上「愛」，只有精神性覺醒的人、覺醒自己不是肉身的人，覺知到「愛」才是宇宙構成的基本要素，才是五次元世界的住民的條件。
精神性的尺度主要是「善」，第五次元世界指的就是善良的人們聚集的地方。

具和視野。

愛因斯坦根據狹義相對論和廣義相對論，提出四維時空的概念，也就是目前地球上的人類所在的世界，是三維空間加一維時間軸。**一九二一年，愛因斯坦以光電效應，及對物理學研究的卓越貢獻，獲得了諾貝爾獎。**

十九世紀的弦理論是結合量子力學，與廣義相對論為萬有理論，認為一致性的物理理論框架，才能夠解釋宇宙所有物理奧秘。以能量弦線為單位，說明宇宙所有微觀粒子[註46]不同的震動模式，對應自然界各種基本粒子。

英國物理學家史蒂芬・威廉・霍金的著作《時間簡史：從大爆炸到黑洞》深入淺出將太陽系與宇宙的結構、時間與空間的關係、宇宙的擴張與天體的誕生……，論述得非常清楚，可作為普羅大眾的科普書籍。

根據弦理論，維度是理論模型，不必計較維度大小，以十一維較為方便描述。

每一個低維度空間，都是比其高一個維度空間的一部分，而每一個高維度空間，都是比其低一個維度空間的總集合，也許高維度的入

46 微觀粒子：電子及電子以下（中子、質子、離子、分子是實物粒子）都可以認為是微觀粒子。

口、時光隧道、蟲洞等，可以給予人類更容易理解高維度能量。

一九五五年愛德華．維騰提出的 M 理論，也就是超弦理論的一種，基於弦理論與十一維超重力場論的關係，認為宇宙超過十一維，只是人類看不到而已。換句話說，除了愛因斯坦所提的宇宙是四維時空之外，現代物理學認為至少還有七維空間。

二〇一〇年，哈佛大學麗莎．藍道爾教授終於宣佈五維時空的存在，因為她在實驗中發現核運動過程中，竟然有些核粒子突然消失不見了，她認為這些粒子飛往人類肉眼看不見的其他空間，因五維時空的化學成分，和存在的力，異於我們的四維時空，其重力產生的能量，才可以穿梭於兩個不同的世界。

其實早在一九一九年波蘭人 T—卡盧茲和 O—克雷恩就提出 Kaluza-klein 模型理論，他們發現在 k-k 模型中，有些粒子的質量，莫名其妙地增加了，麗莎說這種現象，必定跟額外維度空間中所產生的重力有關，且依額外維度空間的幾何學存在。

由此可知，心靈成長團體所提出的是十一次元世界，是屬於細微頻率的空間，透過高我和守護者的引領，致使靈族群的成員，交融於同一意識，依東西方不同文化所描述的內容相差不遠。

換句話說，雖然目前生活在四維時空的人類，只要不斷地追求愛與和諧、善與智慧，必能提升人類的國際觀和宇宙觀，而成為充滿愛與光的國際人、宇宙人。

Q7：靛藍小孩與自閉兒、過動兒究竟有何不同？

A：一九八三年，我甫從日本留學歸國，在高雄醫學大學附設醫院和精神科主任文榮光醫師共同創辦兒童心理衛生中心門診（含語言治療室），因為當時沒有兒童精神科醫師，所以服務南台灣十八歲以下的兒童青少年全落在我一人的肩膀上。

雖然每天掛號超過百位，但真正需要追蹤處理的兒童個案不到百分之二十，因為大多是父母的問題，只要對父母進行治療或諮商，孩子的問題自然迎刃而解。

於是，我定期在高醫舉辦親子教育班，大力推廣「**沒有問題兒童，只有兒童的問題**」，而兒童的問題大多來自於原生家庭。另一方面針對醫學院的師生，則大力提倡「良醫不要只看人的病，而是要看有病的人」，強化病患的身心靈健康。

當時所有來兒童心理衛生中心求助的兒童，均須透過精神科醫師的 ICD 或 DSM 的診斷系統分類，除了智慧不足的孩子之外，以自閉兒和過動兒為最多，少數有吃頭髮、吃土、吃布等異嗜症。

這些孩子大多是本院身心科或小兒科醫師轉介來的、不需要服用藥物，或是對藥物有副作用的孩童，只能來本中心做量子花波療癒、心理治療或行為矯正。但在處理過程中，我發現有些並不是典型的智能不足兒、自閉兒或過動兒，他們 IQ 正常或偏高，具有某方面特殊的天賦才華，只是注意力不集中、我行我素、不由自主地動來動去、固定行為模式、不喜歡與人溝通、

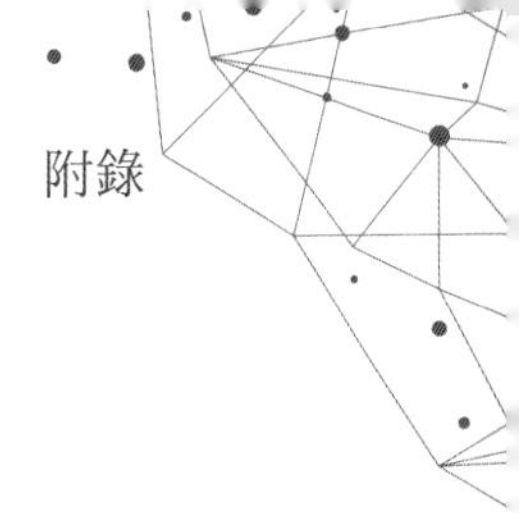

不遵照大人指示、不參加團體活動，特殊學科學習困難等問題，需要耐心引導。

我將其命名為「學者症候群」，也就是大家所說的「靛藍小孩」，男生多於女生，男性比率占四分之三。其實只要家長和老師用心挖掘靛藍小孩的天賦，再結合量子花波療癒，將來孩子必在各領域有傑出的表現。

更有趣的是，有些小孩只是體內的重金屬含量過高，造成社會無法接受的行為而已（汞含量過多也會造成自閉，鉛含量過多也會造成過動），只要進行螯合治療一段時間就可痊癒，可惜台灣懂得使用螯合治療的醫師並不多。

至於語言障礙的孩子，絕大部分只要經過短期的語言矯正訓練就可以字正腔圓，呼籲天下父母除了愛心之外要尊重專業，千萬不要過度緊張而影響孩子的心理。如果你的孩子有下列的狀況，請千萬不要慌，尊重專業且默默陪著孩子往前走。

一、他們覺得很奇怪為什麼自己和他人不一樣，甚至懷疑這裡是不是我該生活的世界。

二、他們不適合一般學校，不喜歡學習和考試，有些時候他們比老師知道的還多。

三、他們不願意接受強迫式的命令。

四、他們不願意遵守體制，但和反社會性格不一樣。

五、他們對於父母或老師的懲罰沒有罪惡感。

六、他們會直接說出自己的需要。

七、他們不喜歡欺騙別人，很容易感受到他人的不誠實。

八、他們犯錯的時候，可以跟其認同者進行對等溝通而改變自己。

九、他們給人天真無邪的感覺，喜歡小孩和嬰兒。

十、他們喜歡的事情會持續去做，感覺自我良好。

十一、他們具有高度的敏銳與直覺，有些成為優秀學者、藝術家、音樂家、畫家或哲學家。

十二、他們容易被醫師誤診為自閉症、亞斯伯格症或過動症候群。

十三、他們如果沒有接受適當的學習與引導，長大成人後容易罹患精神疾病。

總之，擁有靛藍小孩的父母雖然較為辛苦，但看到孩子一天天進步時，內心就會感受到甜蜜的負擔，甚至認為靛藍小孩，是協助父母今世修行的小天使。如果確認自己的孩子是靛藍小孩，請深入瞭解這些孩子具有獨特的天賦，及敏銳的感覺來探索世界，學習轉化靛藍小孩的特殊行為，帶領孩子體驗生命的豐盛與喜悅，增進親子之間的心靈連結。

這些孩子也可以發揮自己的天賦才華，完成自己的地球任務和人生使命。

Q8：第三隻眼松果體真能夠啟動人類的超能力嗎？

A：松果體位在兩眉中心後方，是位於中腦後方豌豆大小的扁錐形小體。經各種研究證實，淩晨一點至四點之間，腦部會釋放特定化學激素，使人連結宇宙更高源頭，進而產生不同層次的夢境。

古代東西方神秘傳統學說，尤其是古埃及均認為松果體非常重要，是具有超感知覺的腺體，笛卡兒稱之為「靈魂的座位」、中國所稱的「天目」、道家所謂的「泥丸宮」、印度所說的「梵天窗」，都直指第三隻眼松果體。

古代神職人員常在對應第三隻眼松果體的部位（眉心），鑲嵌顆大寶石，因在進行占卜等儀式之時，光線會射向眉心。而在印度不分男女老幼身分貴賤，都會在眉心處點上「吉祥痣」，第三隻眼一直被當作精神力集中的地方。

現代科學研究發現，爬蟲類的第三隻眼對光波和磁場非常敏感，太陽光通過神經系統傳到松果體，對全身激素發號施令，即可敏銳感應到地震和火山爆發的天然災害。當今地球尚有意識的族類，如高頻率共振的海豚和鯨魚，均透過松果體進行溝通，可惜哺乳動物的松果體比起爬蟲類似乎退化了。

根據許許多多海內外的實驗研究結果顯示，修煉者也具有這種奇異功能，透過靜坐、冥想，發現同樣具備他心通和天眼通（遙視）等超自然能力，推測與冥想靜坐時能啟動第三隻眼松果體。

從醫學的觀點，生物的松果體，具有特殊感光的功能，是通往更高感知的視窗。美國聖保羅大學醫學院的松果體心靈診所主任菲利浦·塞爾吉奧·奧利維拉（Dr. Segio Felipe de Oliveira）認為，生物的松果體會釋放多種激素，其中分泌二甲基色胺（DMT）「精神分子」，可發揮潛能接收宇宙信息並傳遞信息，他認為除了動物，自然界中也含有 DMT 成分的植物，南美巫師常作為通靈之用；但在醫學界另有學者專家認為，使用 DMT 或 K 他命等藥物，會刺激腦部而產生幻覺、幻視、幻聽，與靈魂無關。

其實藥物刺激可以看到時空隧道，腦缺氧也可以看到時空隧道，真正穿越時空，照樣可以看到時空隧道……。每位研究者必須大膽假設小心求證，以包容與探索的精神追求宇宙真理。

美國精神科醫師里克·斯特拉斯曼（Rick Strassman）從神經藥理學的觀點研究天然化合物二甲基色胺（DMT）對人體的影響，研究顯示松果體是調控腦內接收信息的管道，不只負責生產激素，且負責通往其他維度空間的視窗。

一九九〇年至一九九五年，里克教授針對六十名實驗對象給予 DMT 用藥，觀察此物質致使靈魂出竅的體驗，出版《DMT：精神分子》一書，暢銷十萬多本，譯成十二種語言，後來里克又和三位專家聯合創作《前往外太空的內在之路》暢銷書。

美國西南聖保羅大學東方醫學研究所 Judy Hseu 根據精神醫學與行為科學的研究發現，人格障礙者的松果體呈現嚴重鈣化；除此

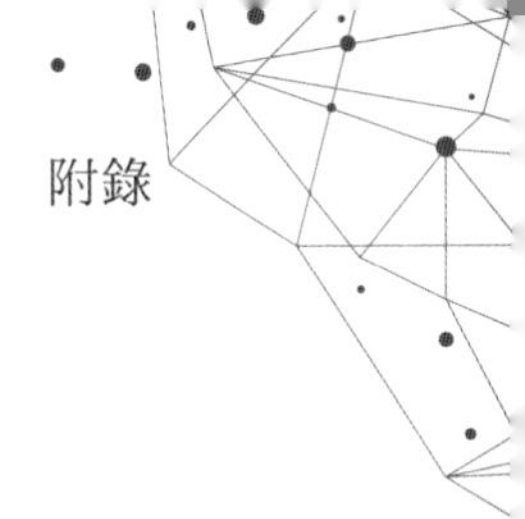

之外，美國政府、史丹佛科學家以及世界各國科學家，均陸續先後發表論文，一致觀察到松果體是連結物質世界和精神世界的視窗，當松果體啟動時會產生愉悅感與合一感。

一九九九年四月，Lucas 等人在《科學》（*Science*）雜誌發表一篇與松果體相關的論文，他們使用一些基因缺失而造成視網膜感官能力缺損的小白鼠，進行一連串的實驗，結果發現小白鼠的感光受體基因缺失，但松果體在受光刺激下，調整分泌退黑激素的功能完全不受影響，且感光能力如常。大量證據顯示，松果體是直接感光器官，具有分辨光與顏色的蛋白質。

二〇〇八年，美國馬德里大學萩原正輝在清理實驗室裡墨西哥盲魚的魚缸時，發現當他移動吸管時，盲魚的幼兒會朝吸管的影子遊去。當研究員切除盲魚的松果體之後，盲魚不再對光有反應，足以證實盲魚的松果體，是直接感光的器官。類似視網膜結構的松果體，常被稱為「第三隻眼」或「折疊的視網膜」。

二〇一四年，俄羅斯普瑞迪塞夫在其著作《人工智慧》書中提到，許多俄羅斯的科學家，與知名超感知者，均反覆展示一個實驗，證實松果體為宇宙能量進入人體的閘門，是人類與宇宙能量交流的通道。俄羅斯科學家齊奧爾科夫斯基也認為人類的大腦將宇宙中的能量匯集起來，松果體即可從宇宙獲得超凡的想像力與預知能力。

貫穿古今中外各領域專家的研究與觀察，在此特將生物的松果體的功能歸類如下：

一、松果體具有直接感光的功能，因生物在視網膜感光系統缺失的情況下，松果體調整退黑激素的功能仍然正常，持有感光的能力。

二、松果體是人體「生物鐘」的調控中心，人體智力生物鐘以三十三天為週期進行運轉，情緒生物鐘為二十八天，體力生物鐘為二十三天。

三、松果體分泌的退黑激素，能夠影響和干預人類許多神經活動，在神經信號與激素信號之間扮演著溝通的角色。

四、松果體能合成性腺、甲狀腺等肽類激素。松果體與性功能有直接相關，禁慾可以啟動其神經通道，退黑激素能抑制年輕人的性功能，延長生育期，進而延長壽命。

五、松果體具有預感的能力，但當代人類的松果體不斷地鈣化、縮小、退化，而抑制松果體潛能的發揮。主要理由有三：其一是人類的心靈不斷地污染，生命能量不斷地喪失；其二是人類基因不斷地混血雜交，逐漸失去宇宙生命能量的DNA；其三是飲食的問題，與人類每天攝取的氟化鈉含量有關。

六、松果體具有感知的能力，透過打坐冥想並放鬆眼皮的肌肉，既可激發松果體的感知功能，亦可使靈體通過頂輪逸出，進入另外的維度空間。

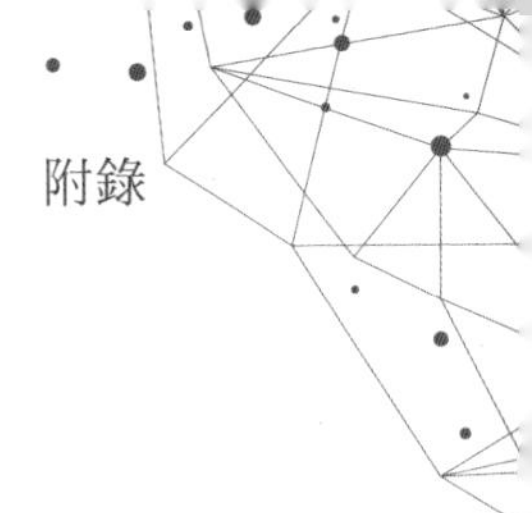

總之，長久以來西醫學界，將人類的松果體和盲腸一樣視為退化的器官，尤其是在七歲之後，松果體會日益鈣化、退化。但很多自然醫學專家、宗教家以及超心理學家均不以為然，針對松果體的諸多研究，依然各有所表。無論松果體是天生退化的腺體；或隨著年齡越來越退化；或因人而異其鈣化程度不同，但從物理學、宇宙學、超心理學、佛學等觀點，探討證實神秘的第三隻眼松果體，一直扮演著非常重要的角色。

Q9：有句形容詞說，這個世界如夢泡影，一切都是人類集體創造出來的幻想嗎？

A：「駭客任務」這部電影含義很深，在電影中有兩個世界，一個是人類被 AI 集團囚禁的真實世界；另外一個利用囚禁人類的裝置，把所有人類的意識集中起來的虛擬世界，在故事中稱為「Matrix」。

所有的人類都以為自己活在真實的世界中，其實他們真實的肉體都被困在裝置中，只有意識被帶入「Matrix」這個虛擬世界。這虛擬世界完全模擬著人類的生活，有金錢制度、學校、公司、生老病死等人生百態，沒有人會懷疑真正的自己其實存在另外一個世界。

如同電影中，如果我們現在所處的世界都是由人類的集體意識所投射出來的一個虛擬世界，那麼我們到底是誰？誰才是真正的自己？醒著的世界是真實的，還是夢裡的世界才真實的世界？或許，對於夢裡的自己來說，醒著才是在做夢，夢中的自己才是真正的自己。

先不論人類是否處在虛擬世界中，**科學已經證實這個世界都是由量子所組成，而每一個量子都有頻率，只要能夠調整頻率就能夠改變這個物質世界的實相**。所謂內在的世界改變外在的世界；念頭改變、身邊的一切都會改變就是這個道理。

換句話說，每一個人都是一個頻率發射器，可以調整自身、周圍，甚至於整個世界的頻率。科學家在研究的蝴蝶效應、量子醫學、宇宙空間學都已經證實這個論點。

隨著研究的深入，**人們驚奇的發現思想、信念、情緒、態度也會發出頻率，而且這些頻率還能改變身體細胞的頻率**。因此，我們的細胞、組織、器官的頻率與心靈情感的狀態直接相關。

在身心靈的領域有許多的心法教導，例如心想事成、吸引力法則、零極限、重設潛意識等，底層的原理就是要調整深埋在潛意識中的信念，而我們的信念會決定想法與人格，也會影響整個人所散發的能量與頻率，吸引不同的人事物到身邊。如果再深入探討前世今生與量子糾纏，過往未完成的能量也有可能殘留在此生的能量中，也就是俗稱的「業力」，不論身上殘留的是正面的業力或是負面的業力，都會影響身上發出的頻率。

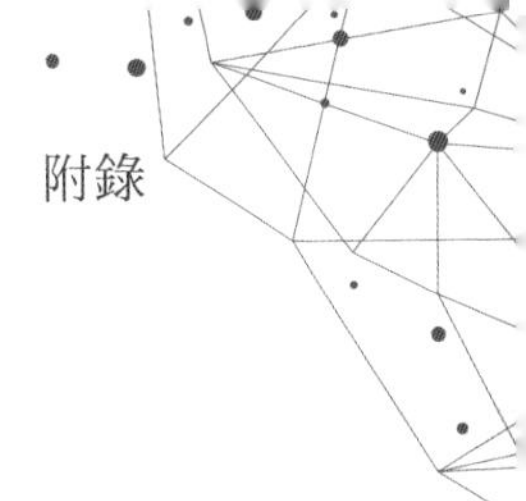

Q10：如何從深層意識轉換信念，調整頻率的能量場，發揮自己的天賦？

A：在學習各種身心靈法則的過程中，深深體會到不論任何的教導，最重要的就是直接從深層意識轉換信念，調整頻率的能量場。每個人的成長背景和思維不同，就算學習同樣的心靈法則，或是做一樣的靜心冥想，調整的頻率也不同。

如何清除身上殘留的業力？**把頻率發射器調整到最單純、正向的頻率，能夠與宇宙大我連結，與整個世界的能量同頻共振，是提升人類意識與生活最重要的關鍵。**

現在的孩子們思維頻率高，也更加的純淨，每一個人都帶著與生俱來的天賦而來。依照不同的出生時期與特質，我們稱這些孩子為「靛藍小孩」、「星星小孩」、「彩虹小孩」等。有的孩子要來打破既有的思維與框架，有的孩子是來創造美的事物，有的孩子是帶來愛的力量，提升人類的整體頻率。

這些孩子們的行為舉止不同於過往的人類，經常會被大人用舊有的思維捆綁，或是被人排擠，讓孩子們只能想辦法融入現有的社會價值觀，無法盡情的展現自己，導致社會上充斥著二元對立、霸凌、競爭等現象。

每一個人都有自己獨特的天賦與頻率，當我們能夠尊重與允許每一個人的獨特性，並且互相給予支持讓彼此的頻率向上提升，相信這個世界會更加和諧。

在《駭客任務》的電影中提到，人類是這個世界的癌細胞，不斷侵蝕這個世界的環境、濫殺動植物、對資源予取予求，導致「地球母親」——蓋婭漸漸走向滅亡。在現實世界中確實還有許多負能量，協助更多人清理粗糙意識、調整能量頻率、提升人類的集體意識，讓更多人找回愛與喜悅，是扭轉現況最好的解藥。

量子可以同頻共振，只要有關鍵少數人覺醒、提升到高頻能量，就可以影響更多人向上揚升，甚至影響整個地球提升到更高的次元。

在地球上沒有比生命教育更為重要的工作，提升人類整體意識、為這個世界帶來更多的愛與正能量，是每一個人非常重大的使命！

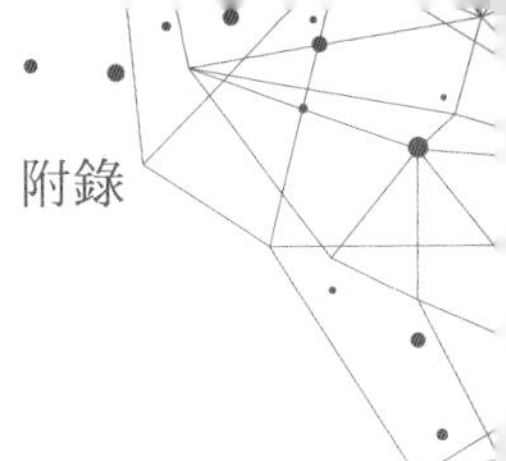

量子醫學相關參考文獻

1、Woodcock J, LaVange , L M. Master protocols to study multiple therapies, multiple diseases, or both. N Engl J Med, 2017, 377:62-70.

2、Collette L, Tombal B. N-of-1 trials in oncology. Lancet Oncology, 2015, 16:885—886.

3、Hood L, Price N D. Demystifying disease, democratizing health care. Science Transl Med, 2014, 6:1–3.

4、Precision Medicine Initiative (PMI) Working Group. The Precision medicine initiative cohort program – building a research foundation for 21st century medicine. 2015, https://www.nih.gov/sites/default/files/research-training/initiatives/pmi/pmi-working-group-report-20150917-2.pdf

5、Rose SMS, Contrepois K, Moneghetti KJ, et al. A longitudinal big data approach for precision health. Nat Med, 2019, 25:792-804.

6、Van Vleck, J. H., 1928, "The Correspondence Principle in the Statistical Interpretation of Quantum Mechanics," Proc. Nat. Acad. Sci. 14:179.

7、Robert H. Dicke and James P. Wittke, 1960. Introduction to Quantum Mechanics. Addison-Wesley: 9f.

8、Griffiths, David J., Introduction to Elementary Particles 2nd revised, WILEY-VCH, 2008, ISBN 978-3-527-40601-2

9、Falcke, Melia, Agol: Viewing the Shadow of the Black Hole at the Galactic Center, Astroph. J. Letters, Band 528, 2000: L13-L16

10、史蒂芬·霍金（Stephen Hawking）著（1988），《時間簡史》，矮腳雞圖書出版社。

審閱 謝天渝 博士

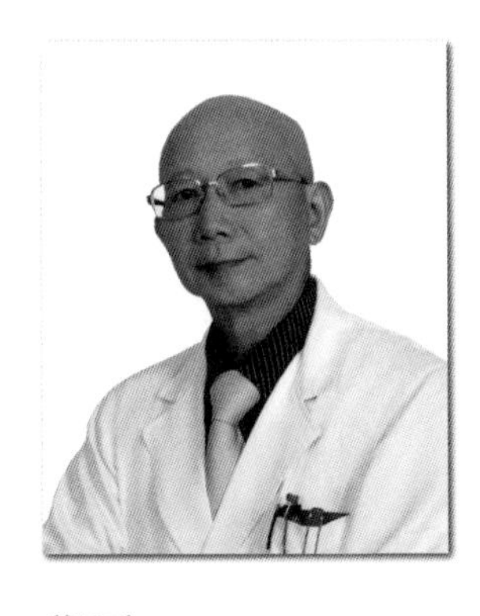

高雄醫學大學口腔顎面外科教授
台北醫學大學客座教授

學歷

日本愛知學院大學齒學博士
美國自然醫學大學自然醫學博士
美國 APU 大學中醫學博士
高雄醫學院牙醫學系醫學士

經歷

高雄醫學大學口腔醫學院院長（2006 ～ 2010）
中華牙醫學會理事長（2007 ～ 2009）
全球卓越口腔健康研究發展中心主任
亞太公共衛生學術聯盟代表
口腔顎面外科專科醫師
中華針灸醫學會針灸專科醫師
WONMP 世界自然醫學專科醫師

作者　許心華 博士

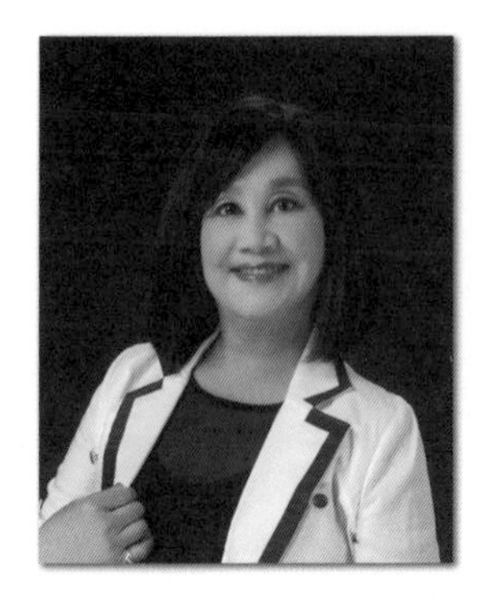

AANM 美國自然醫學研究院花精研究中心主任
IPMO 聖心國際專業證照培訓中心所長、教授
TNO 中華自然醫學教育學會花精教研中心主任
GACFR 無國界花波學術聯盟主席
美國西南聖保羅大學自然醫學研究所所長、客座教授

學歷

輔仁大學外文系畢業
日本愛知學院大學心理學碩士、博士課程
中央民族大學社會心理學博士
UNM 美國自然醫學大學博士（PhD）
美國 APU 大學中醫學博士

經歷

高雄醫學大學兼任教授
日本愛知學院大學研究員
中央民族大學客座教授
美國西南聖保羅大學醫學學術交流聯絡處執行長、教授
台灣國際文化交流協會榮譽理事長

榮譽

臺灣教育部醫學、學術教材佳作獎（1984）
SMOKH 無國界醫療慈善大使（2008）
APACPH 國際醫療貢獻獎（2009）
IPMO 世界傑出華人心理學家百林頓名人獎（2016）
世界傑出東方醫學教育家終身成就獎（2019）

著作

《天天好心情：巴曲花精情緒密碼》
《愛向我走來：心情博士的生命花園》
《遇見巴曲花波： 關於人格、脈輪、情緒與量子醫學實證》等多部

作者　謝昊霓 博士

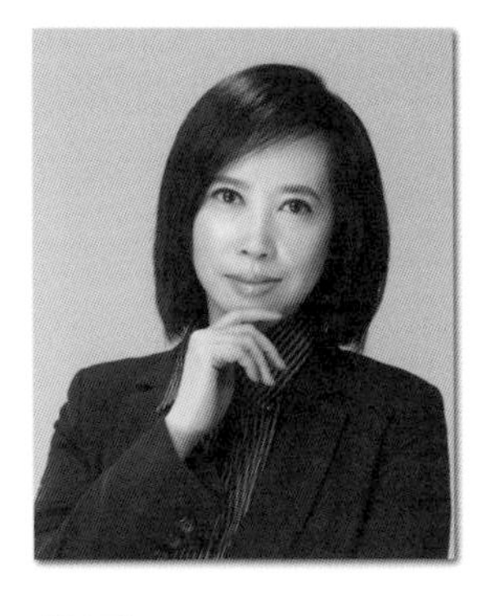

蓋婭國際教育集團幸福文創事業部總監

學歷

UNM 美國自然醫學大學博士（PhD）
美國柏克林大學藝術學博士
美國柏克林大學藝術學碩士
美國華盛頓大學視覺藝術學系學士
西雅圖藝術學院動畫 / 多媒體副學士

經歷

國立台北商業大學兼任助理教授
美國西南聖保羅大學藝術學研究所客座教授
尼婭文創協會理事長
IAG 國際音響集團創意總監
美國任天堂分公司資深平面設計師

著作

《我在任天堂的日子》
《尼婭之歌：第一樂章醒覺》
《全民瘋抓寶 @ 錢進寶可夢商機》
《LINE 動態貼圖 SOP 全破解》
《爆棚集客，一刷屏就熱賣》
《遇見巴曲花波： 關於人格、脈輪、情緒與量子醫學實證》
《Cartoon Animator 4：動態製作全攻略》等多部

國家圖書館出版品預行編目 (CIP) 資料

生命之謎 VS. 量子糾纏 : 關於生命、大腦、情緒、意識與量子醫學實證 / 許心華 , 謝昊霓作 . -- 第一版 . -- 臺北市 : 博思智庫 , 2020.02 面 ; 公分

ISBN 978-986-98065-6-5(平裝)

1. 另類療法 2. 自然療法 3. 能量

418.995 108022806

美好生活 32

生命之謎 VS. 量子糾纏

關於生命、大腦、情緒、意識與量子醫學實證

作　　者 | 許心華、謝昊霓
審　　閱 | 謝天渝
主　　編 | 吳翔逸
執行編輯 | 陳映羽
專案編輯 | 禾　牧
美術主任 | 蔡雅芬

發 行 人 | 黃輝煌
社　　長 | 蕭艷秋
財務顧問 | 蕭聰傑
出 版 者 | 博思智庫股份有限公司
地　　址 | 104 台北市中山區松江路 206 號 14 樓之 4
電　　話 | (02) 25623277
傳　　真 | (02) 25632892

總 代 理 | 聯合發行股份有限公司
電　　話 | (02)29178022
傳　　真 | (02)29156275

印　　製 | 永光彩色印刷股份有限公司
定　　價 | 320 元
第一版第一刷　西元 2020 年 2 月

ISBN 978-986-98065-6-5

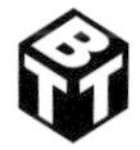

博思智庫股份有限公司
博思智庫粉絲團　Facebook.com/broadthinktank

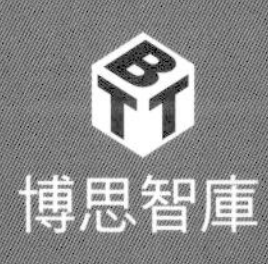
博思智庫

——紙本之外，閱讀不斷——